中央高校基本科研业务费专项资金资助

中央美术学院自主科研项目资助

积极艺术心理疗愈

张　璇·著

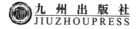
九州出版社
JIUZHOUPRESS

图书在版编目（CIP）数据

积极艺术心理疗愈／张璇著．--北京：九州出版
社，2023.9
ISBN 978-7-5225-2180-0

Ⅰ.①积… Ⅱ.①张… Ⅲ.①精神疗法 Ⅳ.
①R493

中国国家版本馆 CIP 数据核字（2023）第 184390 号

积极艺术心理疗愈

作　　者	张　璇　著
责任编辑	姬登杰
出版发行	九州出版社
地　　址	北京市西城区阜外大街甲 35 号（100037）
发行电话	（010）68992190/3/5/6
网　　址	www.jiuzhoupress.com
印　　刷	唐山才智印刷有限公司
开　　本	710 毫米×1000 毫米　16 开
印　　张	14
字　　数	174 千字
版　　次	2024 年 1 月第 1 版
印　　次	2024 年 1 月第 1 次印刷
书　　号	ISBN 978-7-5225-2180-0
定　　价	68.00 元

前　言

　　积极艺术心理疗愈是将艺术和心理结合，以艺术审美和艺术创作等艺术体验形式为方法，以实现身心平衡和心灵美育为目标的艺术疗愈方向。积极艺术心理疗愈基于积极心理学视角，关注个体的韧性、资源和更新能力，将普通大众群体作为艺术疗愈的对象，借助艺术审美与艺术创作的艺术体验形式，探索发现内在世界与外在世界的关系，增进幸福，发展个人优势、培养积极情绪，改善有意义的关系，最终实现自我的成长和完善。相较而言，传统艺术治疗更多基于缺陷视角，关注痛苦、症状和失能，艺术疗愈的对象集中于心理困扰和问题人群，因此积极艺术心理疗愈比传统艺术治疗具有天然的正向积极优势以及更普遍的受众基础。

　　积极艺术心理疗愈是积极和人本主义取向的，立足于积极心理学和人本主义心理治疗的理论基础。积极心理学是致力于研究人的发展潜力和美德等积极品质的一门学科，关注人的积极力量，提倡用欣赏和开放的眼光看待个体，关注普通个体所具有的积极力量。积极心理学关注的积极力量是指个体在正确的时间合理运用各种技能和资源来帮助实现目标或者解决困难的能力，是个体可以灵活地自我调节以实现良好结果的能力。积极艺术心理疗愈的积极取向体现在，在积极艺术心理疗愈中借助艺术审美和艺术创作，个体把注意、记忆、期望方面的消极偏差调往积极方向；积极艺术心理疗愈通过关注生活的积极方面，设计围绕生活的积极方面进行艺术审美和积极创作的练习，使个体体会更多积极情绪，按照扩展和建构理论，积极情绪扩展即时思维—行为范畴，从而帮助个体建造个人资源，促进问题解决和个人发展。

积极艺术心理疗愈的人本主义取向体现在积极艺术心理疗愈的目标、工作重点、疗愈关系和疗愈过程当中。积极艺术心理疗愈最核心的目标是促进个体自我实现创造性的发展。个体对创造性的理解往往局限在特殊才能的创造性上，认为创造性只是少数天才才具有的。天才所具有的当然是创造性，但这并不是创造性的全部。马斯洛明确区分了"特殊才能的创造性"和"自我实现的创造性"，前者是特殊人才或者具有天赋的人所表现的创造性，后者则是内在于人性中的一种基本特性。马斯洛通过观察研究发现，自我实现的创造性不仅出现在伟大和专门的作品创作中，还以多种形式存在于普通的行为活动中。自我实现的创造性强调性格上的品质，它是所有人与生俱来的一种潜能，包含一系列人格特质，如勇敢、自由、主动、整合和自我接受等，并不局限于解决问题和制造产品的能力①。积极艺术心理疗愈目标指向的自我实现创造性具有三个特征：第一，它是一种可发展的潜能，从马斯洛关于自我实现创造性的阐述可以看到，自我实现的创造性不只存在于伟大创造中，更存在于日常的创造中，它是每个个体内在的一种潜能，虽然不是每一个个体都能完全发挥自我实现的创造性，但可以不断追求和发展。第二，它是面向普通个体而非特殊群体的，自我实现的创造性不是某些职业或者人群的特殊天赋，马斯洛从不同类型的研究对象中找到自我实现创造性的表现，包括社会服务工作者、家庭主妇、精神科医生和年轻运动员等，在不同群体中所共有的这种创造性是"更加普遍存在的创造性——它普遍地存在于每一个生存过的人身上"，自我实现的创造性存在于绝大多数普通个体中，具有普遍性的价值。第三，自我实现的创造性指向心灵力量和人格完善，指向完全的人性和充满活力的心灵发展方向，拥有自我实现创造性的个体对自我有深层次的认可和接受，他们不会因为恐惧而压抑和控制自己的感受，更不会谴责内在自我，自我实现的创造性使个体内在的深层次力量从防御、控制和对抗转变为行动、享受和创造。由上可知，积极艺术心理疗愈目标的创造性从极少数的个体扩展到普遍的大多数，从天赋禀性扩展到可育化潜能，从解决问题的能力扩展到指向人

①　亚伯拉罕·马斯洛. 需要与成长［M］. 张晓玲，刘勇军，译. 重庆：重庆出版社，2018：145-153.

性的生命力，这种扩展使得对创造性的认识和理解发生了根本性改变。

自我实现的创造性指向最完全的人性，是心灵健康充满活力的状态，因此积极艺术心理疗愈的根本目的不仅在于解决个体眼前的问题，更在于支持个体的成长过程，使他们能更好地解决目前甚至将来面临的问题。积极艺术心理疗愈的实质是帮助个体去除由于价值条件作用，而使人用来应对生活的面具或角色，把别人的自我当成自我的成分，使个体恢复真正的自我的过程，这个过程是协助个体成为一个"充分发挥机能的人"的过程①。在积极艺术心理疗愈中，疗愈师相信每个人都有价值、有尊严、有自我引导的能力，并且拥有成长的自然动力，因此积极艺术心理疗愈是建立个体自我概念和经验之间的和谐的过程，把个体作为一个独特的对象予以支持，并帮助他们发展这种独特性。积极艺术心理疗愈师的一些行为会起到积极作用，如对个体的问题和情感表示关注；把个体作为一个值得坦诚相待的人来对待，并持有一种非评价性的态度；对个体的反应伴有准确的共情（即设身处地的理解）；培养个体的潜力，并以此向个体表明他们本身的潜力以及行为的能力。

总体而言，积极艺术心理疗愈指向每个个体自我实现的创造性，关注人的积极心理品质，包括积极情绪、积极自我和创造力

---

① 杰瑞·伯格. 人格心理学［M］. 陈会昌，译. 北京：中国轻工业出版社，2018：283.

等，在积极艺术心理疗愈中，个体发现自我的潜能，关注自我韧性，指向自我实现的发展。艺术心理疗愈的审美和创作过程都具有独特性和主观性，疗愈过程中充分尊重个体的个性，所有真实的表达在积极艺术疗愈中都被允许和尊重。艺术疗愈过程关注个体整体健康，疗愈师相信并看见每个个体内在的整体性和积极性，促进个体实现自我整合，寻求整体健康。积极艺术心理疗愈虽然针对抑郁症、焦虑症等个体开展工作，但是工作中并不特别强调抑郁或焦虑等症状。

目　录
CONTENTS

第一章　积极艺术心理疗愈机制

一、个体自我实现的倾向

人的无意识层次聚集了许多心理能量，这些心理能量会对人外在的言语或行为等产生影响。无意识心理能量常常以巧妙的、隐藏的方式，在主体不觉知的情况下，对人的外在行为或言语产生影响。由于主体并不觉知，因此不会产生排斥，无意识心理对人的外在的行为或言语的影响是最有效和最深刻的。无意识层次不只是存储过去的事情，而且"充满未来精神状态和观念的萌芽"，会产生完全新的思想和创造性观念，"它们从心灵的黑暗深处成长起来，就像一朵荷花一样，并形成潜在精神的最重要部分"①，蕴含着强大的积极心理能量。

罗杰斯提到，个体生命有内在的实现倾向，这种实现倾向使得个体具有向更完善方向发展的天然趋势，具有积极实现自己内在潜力的倾向。"每个个体都存在一种自我理解和个人变化的巨大潜力"②。弗朗兹

---

① 卡尔·荣格等.人类及其象征［M］.张举文，荣文库，译.沈阳：辽宁教育出版社，1988：19.
② 卡尔·罗杰斯著.论人的成长［M］.石孟磊，等译.北京：世界图书出版公司，2015：106.

1

将这种潜力称为自身实现，它植根于潜意识之下，是强大的、有支配力的冲动，是一种"独一无二、有创造性"的普遍生命力，个体会朝着完整、统一的方向发展①。马斯洛将这种潜在的倾向称为自我实现倾向，它潜藏在个体内在心灵中，试图达到最大个体潜能的自发动机体系，是一种具有创造性和成长性的积极倾向。

自我实现的倾向促进个体指向内部自我的探索和体验，个体将自我作为完整的整体，实现对自我的最佳认同，并获得自我实现，这种对自我内部的探索过程能够使个体变得更完整和优秀。"做到自然、自发、了解自己的本质，了解自己真正的需要，这是一个罕见的高境界"，不一定每个个体都能达到自我实现的最高境界，但是自我实现的倾向会作为内在驱动，促使个体朝积极方向发展。然而，这种天性的实现倾向常常受到干扰。每个人的心灵深处都有这种实现自我和寻找人生意义的内在需要，积极心理学认为，许多人之所以在现实之中意识不到这种需要而出现一些心理问题，是因为主体在受到一些现实问题的困扰后会把这种需要隐藏到自己的无意识层面。积极艺术心理疗愈能够帮助个体搬开阻挡这种内在需要被主体意识到的障碍物，从而使这种需要由无意识上升到意识的层面，当个体借助艺术体验觉察到这种需要之后，这种内在需要就会外化成为人行为或言语的意向或动机，人也会因此改变原来的状态而变得更积极健康。艺术表达是交流的基础，有了这样的基础，个体就可以接触到内在自我的深层，积极艺术疗愈的任务不是重新建构或者塑造，而是移除成长中的障碍以及帮助个体释放一些本来就存在的东西。自我实现的倾向是积极艺术心理疗愈的深层基础和动力。

积极艺术心理疗愈为个体提供安全自由的创作环境，通过自由多样

---

① 卡尔·荣格等.人类及其象征［M］.张举文，荣文库，译.沈阳：辽宁教育出版社，1988：142.

的绘画艺术创作过程，将艺术作为媒介连通个体意识和潜意识，在绘画创作过程中，个体心灵上、情感上、思想上的积极心理能量被唤起和呈现，个体借助绘画作品的象征性进行自由联想和自我表达，觉察内在情绪，专注内在自我，梳理并澄清自我成长中的矛盾与冲突，找到成长经验中的积极因素并对其重新定义与整合，最终达到自我人格的成长和完善。

二、艺术审美的精神愉悦

审美体验是由审美对象的客观属性引起的个体感情愉悦的心理状态，是审美对象的刺激信息与个体生活经验及知识积累组合的创造性想象活动，审美体验是个体对审美对象的主观感受，本质上是身心愉悦的情绪体验，是一种特殊的精神状态。个体欣赏美的事物所获得的审美体验不带任何利害的愉悦，不同于刺激感官的快感，也不同于因善行而产生的愉快，是纯粹的美感享受，阿恩海姆将其称为个体体验到幸福状态的脑外感知。心理学家塞利格曼提出美感是影响人类积极特质的重要因素之一，是"最典型、最具代表性和概括力的积极情感"①。

审美是个体的一种存在性需要，个体在积极艺术疗愈的审美过程中获得审美需要的满足，体验到一种纯粹的心理享受。这种心理享受是伴随愉悦感的稳定、持久、连续的积极情感，能让个体在一段时间内处于积极心境中，并能正向迁移到其他方面的"高级"快乐。审美需要的满足带给个体从艺术中获取力量之后的快乐，在审美愉悦中个体开始受这种新的存在性需要的支配和驱动，产生自我内在驱动，体验到一种"非自我中心的，无目的的，尽善尽美和目标达成时的体验和状态"②，

---

① 阿伦·卡尔. 积极心理学 [M]. 丁丹，等译. 北京：中国轻工业出版社，2014：72.
② 亚伯拉罕·马斯洛. 需要与成长 [M]. 张晓玲，刘勇军，译. 重庆：重庆出版社，2018：88.

从精神上得到解放，视野上得到扩大，心灵获取勇气和力量。审美需要的满足激发个体更广泛追求存在性需求的内在动力，促使他们寻求更多存在性需要满足的兴趣，活跃自我发展，收获精神成长的内在乐趣，进入积极成长和人格完善的良性轨道中，当个体按照这种指向构建心灵，他就会朝着勇敢、正直、热情和善良的心灵塑造方向前进。

在积极艺术心理疗愈中，具有艺术审美价值的绘画、音乐、舞蹈和戏剧等艺术媒材被广泛使用，个体在与这些媒材的接触中获得审美体验。研究发现，负责愉悦和奖赏的眶额叶皮层在审美过程中被广泛激活，是自动化加工阶段初级审美愉悦奖赏的神经基础，而审美过程中纹状体亚回路中不同的连接和功能作用与两个阶段中审美愉悦的产生都有关联。知觉系统在加工或整合某一审美特征时，会激活边缘系统，释放奖赏性的化学物质（如多巴胺等），该过程具有奖赏性，审美愉悦是奖赏系统作用的结果。审美活动中，纹状体的尾状核和伏隔核表现出显著的激活状态，纹状体被激活的部位会随着审美进程而发生改变。个体欣赏熟悉音乐时腹侧纹状体的激活水平与个体对音乐的欣赏体验相关，并在个体陶醉于深度音乐体验时达到高峰；腹侧纹状体的激活反映了审美体验中实际发生的强烈愉悦感受[1]。针对严重抑郁症、自伤、限制性饮食等心理疾病患者的大脑形态的研究发现，他们大脑中负责愉悦奖赏功能的眶额皮层（OFC）的灰质体积比正常人群更小，并存在纹状体激活的减弱和前额叶连接性的降低等。而腹侧苍白球病变患者报告说，他们被抑郁、绝望、内疚和缺乏快感的感觉所主导，甚至像喝酒这样曾经渴望和享乐的感觉对他们来说也失去了快感[2]。艺术创作的审美愉悦激活

---

[1] Koelsch, S., Vuust, P., & Friston, K.. Predictive processes and the peculiar case of music [J]. *Trends in Cognitive Sciences*, 2019, 23 (1), 63-77.

[2] 邓洵，陈宁，王单单，赵欢欢，贺雯. 自伤行为的神经生理机制及共病障碍比较 [J]. 心理科学进展，2022，30 (7)：1561-1573.

了奖赏相关的大脑功能区，自动化地促进快乐体验，有助于摆脱因快乐感缺失而导致的心理困扰。

三、艺术创作的超然和沉浸

个体在积极艺术心理疗愈的创作过程中常常经历一种沉浸感。此时，个体暂时感受不到时间流逝和自我的存在，可能突然感到自己内在的精神性得到延伸，顿时获得了力量，感到一种强烈的情绪在心中涌动。这种情感性并不是获得创造结果之后的兴奋，而是伴随创造性任务的高度集中和享受的高峰体验，是一种暂时的忘我状态，被称为心流状态。个体在艺术创作中经验到高峰体验，享受到一种纯粹的精神愉悦。心流本身提供一种内在的奖赏，自然地导致积极情绪的增加和幸福的提升。心流是充实而幸福的人生不可或缺的一部分，艺术创作会引发心流状态。艺术创作疏导焦虑、转化混乱的能量并促进专注，如绘画曼陀罗，以黏土、彩绘、串珠和编织创作的艺术活动，都会使人产生全神贯注于深度聚焦的心流经验。

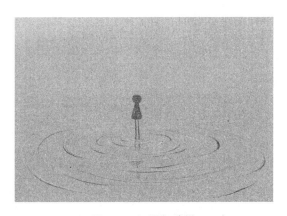

图 1-1 沉浸与愉悦

"我站在中央——其实没有中央，我只是站在那里，感受着笔触与色彩。没有时间的流逝、没有紧迫感、没有对与错。我已经意识不到我。我在极其精微细小之处，我也在浩瀚无比的苍穹，我在晨曦穿过树叶缝隙的光束间，我也在夜里静谧无声的芦苇旁，我在波光粼粼的水面上跳跃，我也在碎裂的银白月光中舞蹈。创作中的生命摆脱了一切的束缚，只剩下自由与圆满。"

"人在高峰体验时比其他时候更觉得他自己在他的活动和感知中是负责的、主动的，是创造的中心。他觉得他自己更像一个原动力，更能自我决定（而不是被引起的、被决定的、失助的、依赖的、被动的、软弱的、受摆弄的）。他觉得自己是完全负责的，是完全随意的，是自己命运的主人、动因"①。艺术创作可以让个体体验到人类经验和自我认识的扩增，生活整合，达到难以触碰的内在世界等感觉。在积极艺术心理疗愈中，艺术创作的这种功能得到了很好的体现。创作中所有的态度、体验作为一个整体被表达出来，包含丰富的个人特色，个体在创造性艺术中，通过创作体验更新和扩展的心理力量。在积极心理艺术疗愈过程中，艺术创作使得个体体验到一种主体与意象高度同一的情绪体验，叔本华称之为自失状态，此时个体似乎完全忘却自我，此时的感受和思想完全成为所创造对象的感受和思想。这种自失状态的情绪体验使得个体暂时超越个人经验的狭小范围，借助创造对象获得丰富多样的积极情感世界，充满力量、获得勇气、超然平静……

个体在艺术心理疗愈的创作中获得愉悦和沉浸，前者带来放松和快乐，而后者使个体得以进入生命更深层和更高超的复杂面，个体处于积极情绪扩展的开放状态中。与消极情绪收拢即时思维和行动范畴，人进入防御状态不同，积极情绪会扩展即时思维和行动范畴，获得更多持久

---

① 亚伯拉罕·马斯洛. 存在心理学探索 [M]. 李文湉，译. 昆明：云南人民出版社，1987：88.

资源，促进工作、人际和健康适应，启动内在心理资源，实现更大程度的整合和个体化，在这样的状态中没有僵化和固着，个体内在的积极能量因此而得以流动和发现，而疗愈发生于其中。

四、消极情绪的调节和净化

瑞士心理学家、美学家布洛提出审美心理距离是审美活动的基本前提，在这一前提下个体能够对审美对象保持一种恰当的心理态度，这种心理态度有助于个体将自身对审美对象产生的审美感受与自我日常感受相分离，摆脱个体日常的实际需要与目的而获得审美体验。审美的心理距离说解释了艺术中消极情绪的矛盾享受①。在审美过程中个体与艺术品的消极内容之间存在安全距离，艺术作品所包含的负面内容和情绪能够被作为审美体验而被享受，个体借助移情对艺术的感知产生普遍的积极偏见，悲伤和痛苦等负面情绪在审美愉悦中被转化，在艺术接受中，个体带有距离的审美视角会产生积极的情感体验，借助审美心理距离，审美体验能发挥净化消极情绪的积极心理功能②。

审美作品本身的情绪效价与审美积极体验之间没有关系，无论本身是积极的（如愉快的乐曲）或消极的（如悲伤的乐曲），都同样收获审美经验的奖赏价值，表达悲伤、沉痛、崇高等情绪的绘画、雕塑或音乐作品能够被评价为是美的。神经美学的研究发现在欣赏这类艺术品时眶额叶皮层区域和与奖赏相关的反应脑区被激活，与欣赏表达积极情绪的艺术品时的脑区活动相似。那些带有负面情绪内容的艺术作品会在艺术

① Juslin, P. N.. From everyday emotions to aesthetic emotions: Towards a unified theory of musical emotions [J]. *Physics of Life Reviews*, 2013, 10（3）: 235-266.

② Menninghaus, W., Wagner, V., Hanich, J., Wassiliwizky, E., Jacobsen, T., & Koelsch, S.. The Distancing-Embracing model of the enjoyment of negative emotions in art reception [J]. *Behavioral and Brain Sciences*, 2017（40）: 347.

欣赏的背景中得到更积极的评价，艺术环境影响情感体验的评价，使个体以更积极的倾向对带有负面情绪的内容做出审美判断，不管艺术品的情感内容如何，艺术背景都能提高对带有负面内容的图像的积极反应①。研究者采用面部肌电图（EMG）的测量方法也发现，当个体把知觉到的视觉刺激定义为艺术刺激，个体就会倾向于积极评价那些描绘消极情绪内容的艺术作品。

　　研究者发现，无论主观报告的审美体验是积极的还是消极的，个体对视觉艺术的审美体验均表现出左半球偏侧化。积极情绪会激活脑中线偏左部的脑区，消极情绪会激活中线偏右部的脑区。因此审美情感的左半球偏侧化证据提示，被定义为消极的审美反应，实际上只是被命名为"消极"，无论消极还是积极的作品，都会在审美反应的语境中发生积极改变，引发积极情绪体验，即审美消极情感的享受，"这不再是个体对情绪的行为倾向，而是一种享受这些情绪的倾向，我们会以一种与对待日常情绪（尤其是消极情绪如悲伤或恐惧）全然不同的方式来享受它们"，在享受消极情绪的审美体验中个体的消极情绪得到了共情和积极净化。

　　审美体验对个体负面情绪也有积极调节作用，审美体验对负面情绪的调节作用在音乐领域得到了广泛的研究。个体使用音乐来增强积极情绪和调节消极情绪，音乐欣赏影响个体情绪，音乐所起到的情绪调节作用来自情绪传染和审美判断相互作用产生的复杂情感反应，在听悲伤的音乐时，个体通过情绪传染的机制体验到悲伤的感觉，通过审美积极判断来欣赏乐曲的美。研究者探究音乐对悲伤情绪的舒缓作用，结果表明用古典、流行、摇滚及轻音乐四类音乐作为舒缓材料时，均观察到个体

---

① Gerger G, Leder H, and Kremer A. Context Effects on Emotional and Aesthetic Evaluations of Artworks and IAPS Pictures [J]. *Acta Psychologica*, 2014（151）：174-83.

脑部活动的减弱，即悲伤情绪的缓解，其中个体在古典音乐中最放松，脑部活动水平减弱显著，悲伤情绪的舒缓最明显，摇滚音乐的效果最差，轻音乐和流行音乐的情绪舒缓作用介于两者之间。研究还发现当呈现个体熟悉的负性或中性音乐片段时，负性音乐激活海马的前侧区域①，海马的激活被证明不仅与记忆加工相关，还与审美唤醒的舒缓、平静、愉悦等审美情绪水平紧密相关，海马与下丘脑之间的功能连接参与压力和情绪调节，这个功能连接在音乐唤醒的愉悦情绪中也有重要表现，审美过程中海马的激活说明审美对调节消极情绪和舒缓压力具有积极意义。

五、积极自我的建构和扩展

积极艺术心理疗愈中的艺术审美体验能够驱散和消解内部与机体为敌的力量，个体内心的冲突和混乱能在审美中得到充分释放和净化。艺术审美所包含的这种转化力量增强了自我同一性的确认，促进自我意识发展和内化的高质量完成。在审美高峰体验中，个体进入"最高程度的同一性和最接近真正的自我"②，接受丰富的美的刺激，反复经验到审美所带来的最高程度同一性，这是干净而未被污染的高峰体验，个体在其中感知到比其他任何时候都健康、和谐和整合的自我状态，个体能够在审美中借由审美高峰体验实现自我同一性的充分发展，减少分裂状态，自我体验和自我观察变得专心一意，井然有序，获得内在自我一致性。每一次审美高峰体验带给个体放松、平和、兴奋和充沛感，个体感

---

①　Mitterschiffthaler, M. T., Fu, C. H. Y., Dalton, J. A., et al.. A functional MRI study of happy and sad affective states induced by classical music [J]. *Human Brain Mapping*, 2007, 28 (11): 1150-1162.

②　亚伯拉罕·马斯洛. 需要与成长 [M]. 张晓玲, 刘勇军, 译. 重庆: 重庆出版社, 2018: 90.

受到的正是"一种不断增强的自信心，一种在过去的经历中形成的内在持续性和同一感（一个人心理上的自我）"，审美状态中的个体处于没有压抑、防御和控制的状态，逐渐抛弃自我的限制、焦虑和混乱，趋向健康的自我同一性和完善人格的方向。在审美体验从浅到深，从外部对象到内在自我，从感官体验到心灵改变的递进过程中，自我在下面三个阶段得到积极的扩展。

（一）审美直觉阶段，打破自我边界，建立内外连接

在艺术欣赏和接受的审美直觉阶段，个体积极调动自身的审美感知力和想象力，打破原有自我边界，建立内外连接，神经美学研究中大脑默认模式网络激活为此提供证据。默认模式网络涉及个体保持清醒时脑功能的基线状态，主要包括腹内侧前额叶皮质、内侧前额叶皮质、后扣带回皮层、楔前叶、颞顶联合区和额上回等区域，已有研究证实在涉及自我参照（如从自我的角度看问题）和指向自我内部（如内省、自我沉思等）的认知加工中，默认网络的失活水平被削弱，默认网络被激活。神经美学的研究发现当个体经历审美体验时，大脑中的默认模式网络会表现出基线活跃水平，这一激活表明审美过程中发生了外在信息与内在自我相关信息的匹配与连接，"当深度审美体验发生时，默认模式网络会表现出惊人的基线活跃水平"[①]。这表明深度审美体验能够促使大脑将外部知觉与内在感受整合为一，这个过程包括外在审美刺激与内在自我匹配与连接，个体与审美对象的连接、融合、重建打破了原有"自我"的边界，为形成新的自我意识做准备，"默认模式是将我们带

---

① Andrews-Hanna JR, Reidler JS, Sepulcre J, et al. . Functional-anatomic fractionation of the brain's default network [J]. *Neuron*, 2010, 65 (4)：550-562.

入那个世界，而不是去直接感知，是它将内在与外在这两个世界沟通起来"①。

（二）审美深入阶段内在自我整合

审美深入阶段是个体进入作品所提供的艺术情境之中，个体将审美注意、审美想象和审美鉴赏投入审美过程中品味审美趣味，逐渐从外在的审美对象过渡到内在的审美沉思和自我加工，内在自我得到整合和扩展。神经美学研究发现在审美体验中前额叶喙起着重要的作用，当审美中参与者思考自己的感受而非揣摩作者创作意图时会激活前额叶喙，视觉艺术的沉思与内侧前额叶喙的激活持续相关。前额叶喙在视觉艺术中个体自我内在相关加工过程中起着关键作用，前额叶喙区域参与调节与自我关联、自传体记忆和不断变化的情绪状态之间的相互作用。在审美体验的深度加工过程中，前额叶喙区域的激活体现出审美过程中价值判断和内外整合的自我加工不断向内进行。进一步研究发现，在审美过程中外侧前额叶喙和内侧前额叶喙都会被激活，两者的功能与内在自我相关，外侧前额叶喙与个体的自我内省和沉思有关，内侧前额叶喙则与自我主观体验和自我存在扩展有关②。韦塞尔等人的研究发现③，人在进行审美活动时内侧前额叶喙被激活，随着个体感受到美的程度的提高，其大脑内侧前额叶喙的激活程度也随之升高，并且只有审美对象是最具

---

① Vartanian, O., & Skov, M.. Neural correlates of viewing paintings: Evidence from a quantitative meta-analysis of functional magnetic resonance imaging data [J]. *Brain and Cognition*, 2014 (87): 52-56.

② Kreplin, U., & Fairclough, S. H.. Activation of the rostromedial prefrontal cortex during the experience of positive emotion in the context of esthetic experience: An fNIRS study [J]. *Frontiers in Human Neuroscience*, 2013 (7): 879.

③ Vessel E. A., Starr G. G., Rubin N.. The Brain on Art: Intense Aesthetic Experience Activates the Default Mode Network [J]. *Frontiers in Human Neuroscience*, 2012 (6): 1-17.

美感的移动艺术品时，内侧前额叶喙才会产生有差异的、广泛的激活，当个体从外部的审美直觉进入主观体验相关的深度自我加工，这一阶段审美带来自我内省。

(三) 审美最高阶段实现自我创造和升华

在审美体验的最高阶段，个体的内在生命体验与审美对象所持有的内在生命结构契合相通，个体进入豁然开朗的境界，自我在这一阶段实现创造和升华，这个过程能影响人的元记忆、元体验和元调节系统，促使个体形成新的自我情感参照系和情绪情感工作记忆框架，进而有效实现对自我经验、自我概念、自我意识、自我价值的重塑[①]。研究者对职业钢琴演奏家即兴演奏爵士乐的研究发现，当职业演奏家即兴演奏并陶醉于最喜爱的爵士音乐时，除了一般审美过程中出现的背外侧前额叶、前辅助运动区、背侧前运动区、上颞叶沟及枕叶的视觉联合皮层等相关脑区的显著激活，还出现了一些特别的结果，主要是背外侧前额叶和边缘系统的杏仁核等脑区兴奋性下降和激活水平降低[②]。背外侧前额叶主要具有与理性思维、控制行为相关的功能，参与预测、评价既定目标，修正与调整拟定的行为方式等理性活动。相关研究发现，当个体的意识、思维和心境发生深刻的根本性改变时，背外侧前额叶会呈现出兴奋性下降的情形[③]。在最熟悉和喜爱的音乐中，职业钢琴家不仅陶醉于音乐美，尤其能领悟到自我与音乐之间契合的生命结构，体验到自由、随性，这是富于激情的创造性审美活动。背外侧前额叶兴奋水平的下降表明在创造性的审美活动中该区域受到主动抑制。伴随着背外侧前额叶活

① 丁峻. 艺术教育的认知原理 [M]. 北京：科学出版社，2012：190-191.

② Limb C J, Braun A R. Neural substrates of spontaneous musical performance: an fMRI study of jazz improvisation [J]. *Plos One*, 2008, 3 (2): 1679.

③ David J Hargreaves. Musical imagination: Perception and production, beauty and creativity [J]. *Psychology of Music*, 2012, 40 (5): 539-557.

动的减弱，内在创造力在审美的领悟阶段被激发，内在自我得以提升和
扩展。

　　由上可以看到，在审美体验的初始阶段，个体积极调动自身的审美
感知力和想象力，将作品中的艺术形式（如线条、色彩、旋律等）重
现在个体头脑中，这个阶段中个体的自我处于感知审美对象阶段，内在
自我与外在审美刺激之间建立连接，内在自我的边界逐步被打开，处于
开放的状态。在审美体验的深入阶段，个体沉浸在艺术情境中，个体反
复地玩味艺术作品，进而把握作品的深层意味，这是个体和审美对象之
间融合的过程。这个阶段，个体发挥注意力、想象力和艺术感受力参与
审美心理活动，自我不断整合外在审美感受，从审美直觉进入到主观体
验相关的深度自我加工，内在发生着审美带来的自我扩展和重塑。审美
体验的最高阶段是个体的内在心灵和审美对象所具有的生命结构之间的
同构过程，这一过程使个体进入到一种心意相通、赏心开朗的境界，个
体的自我处于高度的创造性和通达状态之中。

六、创造性的促进和发展

　　创造性分为原发层次、继发层次和整合层次三个层次，阿瑞提也将
整合层次称为第三级层次①。原发层次是无意识心灵的活动，是一种精
神活动的方式；继发层次是个体在清醒状态下使用正常逻辑的活动方
式；整合层次是将原发层次和继发层次构成一种恰当的配合，整合无意
识和意识、感性和理性世界。积极艺术心理疗愈对个体创造性的促进分
别体现在创造性三个层次的不同方面。

-----

　　①　西尔瓦诺·阿瑞提 . 创造的秘密 [M]. 钱岗南，译 . 沈阳：辽宁人民出版社，
　　　　1987：14.

（一）积极艺术心理疗愈为原发层次创造性的发生提供一种准备

原发层次创造性是感性的，积极艺术疗愈着力于促进以体验为核心的心理能力，这种心理能力有助于发展个体丰厚的感性，培养感性知觉、想象和直觉能力，这些是原发层次创造性发生的必要条件。达尔文在自传中这样描述，"从学生时代起，我就对莎士比亚的作品，尤其是历史剧入迷了，自己对绘画和音乐也很感兴趣。但是现在大不一样，我曾试着去重读莎士比亚的诗，但一拿起来就感到乏味和厌烦，我对绘画和音乐的兴趣也开始丧失了。……我的思想似乎已经变成了一种机器，它只是机械地从无数事实和原料中剔取出一般规律。我真的不明白为什么审美与艺术爱好的丧失会引起心灵的另一部分能力——能够产生更高级的意识状态的那一部分能力的衰退。……我一定要给自己规定这样一个原则：一星期之内一定要抽出一定的时间去读诗和听音乐。只有这样，我现在业已退化的那一部分能力才能在持续不断的使用中保持下来"[①]。个体在顺应环境和发展出适应功能的过程中，有可能从意志和认知层面拒绝深层次自我天性，在保护自己免受内在冲动的伤害的同时也切断了自己与内在直觉和生命感受的联系。

正如达尔文所言，艺术审美能够防止本性中情感成分和产生更高级的意识状态的那一部分能力的退化。积极艺术心理疗愈能够促进个体内在感受性的发展，引导亲身体验和感受美的世界，培养创造性所需的直觉能力，在个体与外界相互作用中不断增强感知洞察力，个体的感性在感知和适应美的模式中得到发挥和锻炼。个体内在深层的自我天性不会被隐藏，发源于感知的原发层面的创造性不会被遗忘和拒绝，相反，生命感知力不断被增强，内在生命感受与人类共同创造的美的经验、对象相遇，原始感受力被有意识地保留了下来，并得到增强，这些都为原始

---

① 滕守尧. 审美心理描述 [M]. 成都：四川人民出版社，1998：330.

层次的创造性的发展提供充分准备。

（二）促进创造性从原发层次向继发层次推进

同原发层次的自发性比起来，继发层次的创造性包含个体主动、勤奋、自我确认、意志等个体自身所具有的创造性成长特质和有意识的思维投入。继发创造性指向创造成果，从自发的、片段的原发创造性过渡到主动的、连续的继发创造性时，"灵感和直觉的被动和接受性让位于活动、控制和艰苦的努力"①。

积极艺术心理疗愈能促使个性和重要心理能力的发展成熟，它不是单独发展某一项心理功能或能力，而是借助伟大的艺术作品所包含的内在心灵世界的本质来实现，"人的本质就在于他的意志有所追求，一个追求满足了又重新追求，如此永远不息。……和人的这种本质相应，曲调的本质也永远在千百条道路上和主调音分歧"②。伟大的艺术作品用艺术的语言表达着思想和意志最深刻的奥秘，个体在其中感受着思想和意志的主动状态，为各项精神能力和素质的发展提供基础，这种人格层面的精神能力的发展促进创造性从原发层次向继发层次推进。

（三）审美体验推动整合层次创造性的发生

整合层次的创造性包含了内在对立和冲突的原发层次的直觉、感知与继发层次的意志、能力的相融、整合和统一。审美高峰体验中的个体，实现自我同一性的充分发展，自我体验和自我观察变得专心一意，井然有序，个体获得内在自我一致性，这种一致性使他们更容易获得更高层次、更具包容性的整合层次的创造性。

---

① 西尔瓦诺·阿瑞提．创造的秘密［M］．钱岗南，译．沈阳：辽宁人民出版社，1987：38.
② 亚瑟·叔本华．作为意志和表象的世界［M］．石冲白，译．北京：商务印书馆，1995：360.

审美中的沉浸体验会使个体进入到忘我的状态，暂时感受不到自我的存在。审美带来的忘我状态，使个体放下的是自我发展中的暂时的、矛盾的和不确定的感受，在审美沉浸体验中获得一种永恒和确定，这是一种"贯串时间的相同的感觉，一种从过去延续到未来的感觉"①，进而发展出整合层次的创造性所需要的超越自我的状态。在这种超越自我的状态中，个体处于没有压抑、防御和控制的状态，原始层次的内在深层自我、继发层次的主观意识和逻辑被自然地打通和连接，这种内外贯通的状态推动着整合层次的构建、整合和统一等的创造性的发生。

---

① 劳伦斯·斯坦伯格.青少年心理学［M］.梁君英，董策，王宇，译.北京：机械工业出版社，2019：194.

第二章 积极艺术心理疗愈历程

针对心理治疗的作用机制，美国心理学家 Stiles 提出同化理论模型①。同化模型认为，在成功的心理治疗中，个体按照一个内在的发展顺序来解决问题，这个顺序依次是识别、重构、理解，以实现最终解决。同时，该理论认为在心理治疗中随着问题解决的深入，个体的情绪体验从负性逐渐转变为积极，当问题得到解决，早先的问题经验被看作是一种资源的时候，个体达到积极情绪体验的顶峰。这个模型融合了皮亚杰、罗杰斯和其他心理学者的研究成果，它是对心理治疗中个体改变过程的一种理论构想。

有关同化模型的研究，已有针对在治疗中个体心理改变的不同过程以及不同研究对象，即从最初主要以抑郁为主，之后扩展向身份障碍、人格障碍等案例的研究。研究证实，无论是采用的疗法不同，还是针对的对象不同，个体心理治疗中问题的改变过程都可以使用同化模型进行评估。一系列有关同化模型的研究对模型进行了验证，并对模型的理论设想提供了实证性的支持，证明同化模型是一种跨理论、跨治疗流派的

---

① Stiles，W. B.. Assimilation and the process of outcome：Introduction to a special section [J]. *Psychotherapy Research*，2006（16）：389-392.

心理治疗机制整合模型①。我们从同化理论来考察积极艺术疗愈的发生历程。

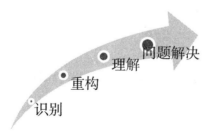

图 2-1　心理治疗的同化模型

一、识别与洞察性

同化模型将识别作为推进心理治疗的首要阶段，心理治疗中个体对内在潜藏的想法和行为背后的意义有所觉察，获得内在的洞察，这是心理治疗发挥作用的切入点。积极艺术心理疗愈和言语类心理治疗相比，最突出的特点在于疗愈中的艺术创作过程，在艺术治疗中，个体在投入视觉、音乐、舞动、戏剧等艺术创作的过程中会获得意想不到的洞察与觉知，显著地推动心理治疗的进程。那么，艺术疗愈的创作过程如何有助于个体获得深入的洞察性？

研究发现，艺术创作过程与前额叶皮层（PFC）的功能调节有直接的关系。前额叶皮层是负责计划、调节和控制个体具有目的性的高级心理活动的脑区，参与许多复杂心理活动。针对绘画、写作和音乐演奏等各类艺术创作活动的神经机制研究一致发现，艺术创作过程中前额叶皮层活动出现分离模式，即默认模式网络的内侧前额叶皮层（mPFC）被

① 鲁艳桦，江光荣. 心理治疗中的同化模型 [J]. 心理科学进展，2012，20（12）：2042-2051.

显著激活和执行控制网络的背外侧前额叶（DLPFC）广泛失活的状况①。默认模式网络的激活有助于创造性想法的生成，而执行控制网络的失活减小了控制脑区对创造性想法生成的抑制作用，这一神经基础对获得指向内在无意识层面的自我洞察有重要意义。

内侧前额叶皮层所在的默认模式网络涉及个体保持清醒时脑功能的基线状态，当指向自我内部（如内省、自我沉思等）的认知加工发生时，默认模式网络会被激活②。因此，默认模式网络的激活意味着在艺术治疗的创作过程中发生了指向自我内部的认知加工和思考，个体获得了关于内在自我的情绪和记忆的感知与觉察。同时，艺术创作中负责执行控制的背外侧前额叶的广泛失活，减小了控制脑区对新想法生成的抑制作用，这有助于个体在自我情绪和记忆的感知与觉察基础上完成新的洞见与想法。

艺术治疗中的创造性过程指向内在自我的 mPFC 脑区激活和负责执行控制的 DLPFC 脑区广泛失活的模式，有利于个体觉察自我内在的情绪、记忆和感知，并产生相应的感受和认知，在心理治疗中获得洞察。正如艺术治疗师南伯格谈到的，创造性的艺术表达在其自身，就是成长与滋养的来源，也是每个个体生命中的一种沟通语言，所有人都具有天生的创造力，能自发地完成创造过程，这个艺术创作性历程是有疗愈性的，因为创造的历程本身是最深刻起作用的。

① Kamali, A. M., Taghi Najafi, M., & Nami, M.. Brain on the 3d visual art through virtual reality: Introducing neuro-art in a case investigation [J]. *Neurons and Cognition*, 2019.

② Beaty, R. E., & Schacter, D. L.. Creativity, self-generated thought, and the brain's default network [J]. *The Creative Self*, 2017: 171-183.

二、感受感与内在重构

心理学家简德林和罗杰斯在分析数百个心理治疗录音文稿后发现，心理治疗的效果与治疗师的理论取向、个体在治疗中所说的内容以及治疗师的技巧关系甚微，治疗效果的关键在于个体在心理治疗中的感受感。简德林将心理治疗中个体体验的超越认知，进入内在的感受称为感受感。个体只有体验到进入自己内在深处的感受感，心理治疗才能有所进展。感受感是一个包含个体"在特定时间所感知到的聚焦特定主题的一切内在光环，它不仅是一种心理经验，包含一种对情境、个人或事件的整个身体经验"。

艺术为个体提供语言之外的表达方式。语言作为一种符号，其表达的含义比它所代表的概念的含义更少，而艺术借助象征总能表达超出其自身明显和直接含义的东西，艺术的内隐性和情感性也易于与内在相联结。积极艺术疗愈的根基在于，个体已经认识到人类最基本的思想感情虽然来源于无意识，但是它们是通过形象而不是通过语言被表达出来。无论是绘画、音乐或者雕塑，艺术创作都是在表现心灵中不可言说的、与特殊的形象显现结合在一起的东西。艺术疗愈中的作品体现出难以言表、微妙、模棱两可的多重情感，个体可以绕过语言直接通过视觉等艺术形式表现内在形象，这种方式能够保留这些形象中的情感，相关的意义也能够得以浮现。研究发现，在艺术创作过程中，尾状核被广泛激活。尾状核参与程序记忆和内隐运动控制，被认为负责无须努力的信息转移和自动化技能，是内隐加工系统的神经基础[1]。同时，创作过程中脑岛和边缘网络与情感加工相关区域也被显著激活，脑岛的激活被认为

---

[1] Kühn, S., Schmiedek, F., Noack, H., Wenger, E., Bodammer, N.C., Lindenberger, U., &Lövdén, M.. The dynamics of change in striatal activity following updatingtraining [J]. *Human Brain Mapping*, 2013, 34 (7): 1530-1541.

与创作过程中整合内部感受信息和情绪体验相关，而边缘结构和扣带皮层在情绪加工中起着重要的作用①。因此，尾状核、脑岛、前扣带皮层、边缘结构等脑区活动体现了艺术创作的过程具有内隐加工和强烈的情感性等特点。艺术创作存在内隐层面的加工阶段，这种内隐的加工伴随强烈情感性，是一种具有无意识和非言语特点的认知，被称为"不定形的认知"或"心念"②，这种认知是对个体内在同治疗议题相关的经验、知觉、记忆痕迹、事物的表象与运动所进行的一种意识层面之下的富有情感的组织和整合，这正是同化模型中的重构。在这个过程中，个体感到一种整体性新的自我经验，这种经验在不同的艺术创作（如绘画、雕塑、演奏、舞蹈、写作等）中普遍存在，整体性的自我经验催化了感受感的产生。例如，重大创伤事件发生时个体进入僵住状态，残余的内隐创伤被存储在大脑的非语言功能区，个体感受的创伤经验总是未结束的，这种未结束的感受引发噩梦、身体记忆等令人困扰的症状，致使个体发生创伤后应激障碍（PTSD）③。在针对 PTSD 的心理治疗中，语言几乎无法表达个体的内在感受，单凭语言，心理治疗无法获得感受感，而基于心理治疗基础上的绘画、音乐、雕塑、舞动等艺术媒材的使用，能有效帮助个体在内隐层面对创伤进行工作，重构创伤经验，处理创伤情绪，获得确定和持久的治疗效果。

个体内隐的思维多以视觉的方式呈现，记忆和情绪体验是前语言的或是被压抑的，因为它的本质是非语言的，这些象征和图像通常很难以

---

① Mayseless, N., Eran, A., & Shamay - Tsoory, S. G.. Generating original ideas: The neural underpinning of originality [J]. *NeuroImage*, 2015 (116): 232-239.

② 孙非. 艺术创造的心理条件 [J]. 见中华美学学会（编），美学第四卷上海：上海文艺出版社，1982：171-198.

③ Rappaport, L.. Focusing and art therapy: Tools for working through post-traumatic stress disorder [J]. *The Folio: A Journal for Focusing and Experiential Therapy*, 1998, 17 (1): 36-40.

口语来表达清楚，个体难以到达自己的内在深处以获得感受感。艺术表达的象征和情感性能够帮助个体探寻到无法用语言来描绘的内在感受、记忆和认知，并且伴随着情感性实现内在的重构，因而与艺术的形式相契合，增强了心理治疗的感受感，推进艺术疗愈过程。

三、形象化与直觉理解

艺术是对生命和生活的直觉反思，艺术的直觉性联结了理智化的意识世界和直觉性的本能世界。针对创造性写作、乐器弹奏以及舞动等艺术创作过程的功能性磁共振成像研究发现，皮质下网络（包括丘脑和基底神经节）模块化程度增加，基底神经节的激活反映了艺术创作的直觉处理过程，由基底神经节回路控制的内化运动模式在执行过程中几乎不需要意识的参与。

积极艺术疗愈的创作赋予直觉感受以实在的形式，艺术是以具体形象外化内在体验的方式。全脑功能性连接分析表明，不但在绘画和雕塑等视觉艺术的创作过程中，就是在音乐和舞蹈等非视觉类型的艺术创作中，大脑的视觉网络皮层也均出现连接性增强，艺术创作伴随着广泛的视觉功能激活，不同的艺术形式借助通感和联觉产生形象相关的联想。

在针对神经症患者的认知行为艺术治疗中，将抽象思维诉诸艺术形象表达，有助于快速且有效地解决问题和获得适应技巧，在短期治疗中特别有用。神经官能症，如高抑郁和焦虑的个体不能很好地控制他们对于自我相关信息的加工过程，更易陷入自我参照加工（即对与个人紧密相关的信息进行加工）过程，他们的思维聚焦在"为什么这种事发生在我身上"或"我为什么感到如此糟糕"等抽象和评价性的加工过程[1]。

---

[1] Watkins, E., Moberly, N. J., & Moulds, M. L.. Processing mode causally influences emotional reactivity: Distinct effects of abstract versus concrete construal on emotional response [J]. *Emotion*, 2008, 8 (3): 364-378.

对于神经官能症，心理治疗要修正其自我防卫机制和超我的限制，允许个体扩展生命空间，并能承受生命中丰富、具有象征性和想象力的存在。在创作的行动中，个体内在世界里许多图像通过艺术的形式被塑造和反映出来。通过图像和象征再现个体过去的经验，扩大了客观现实的界限。个体在艺术疗愈中，会对制作的形象产生特别的联想，这些形象联想促进个体加深对无意识内容的洞察力和理解力，并生发新的意义。

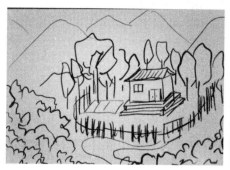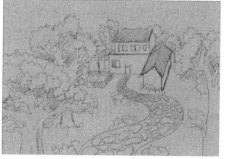

图 2-2　从围栏的房到有路的房

图 2-2 从封闭到开放。表现了个体的内在从封闭固着到开放流动状态的变化的完成。左边画面中围上的栏杆和关闭的大门表现个体封闭的内在心理状态，随着积极心理疗愈的推进，个体创作的画面中的围栏消失了，房间的门与外面的路相连通，房间也从一栋独立的楼房变成了相靠的两个房间。画面的变化反映出个体内在心理状态的改变。

第三章　快感还是精神享受？
——艺术审美的脑认知模型

　　艺术作品具有的特定刺激属性，会唤起个体观赏作品时特定的情绪或情感反应，个体在艺术审美时会获得对审美对象所表达的目的或意义做出回应的一种共享的愉悦，即审美愉悦。美学家曾对审美愉悦的本质进行了诸多阐释。中国传统老庄文化提倡审美愉悦是一种忘我于美中的快乐，不同于日常吃喝满足的快感；柏拉图把审美愉悦看作是对美本身的彻悟所带来的无限欣喜；亚里士多德认为，审美愉悦是求知、模仿的逼真带来的愉快；朗吉努斯称，审美愉悦是心灵在伟大作品中被开拓、超越而获得的愉快和自豪；康德指出，审美愉悦是由美的形式引发的个体对艺术作品或者自然之美的一种情绪性回应①。总之，审美愉悦是一种比简单的感官愉快更加复杂的愉悦情绪体验，它既有人对美的刺激的感官愉悦，也有对审美对象"因感而知"的动心之乐，还有审美高峰体验中物我两忘、心与心交的沉浸陶醉②。艺术审美的愉悦体验是心理疗愈发生的基础，那么，审美愉悦为何会产生，审美愉悦同普通快感有

---

① 滕守尧. 审美心理描述 [M]. 成都：四川人民出版社，1998：5-12.

② Chatterjee, A., & Vartanian, O.. Neuroscience of aesthetics [J]. *Annals of the New York Academy of Science*, 2016, 1369 (1)：172-194.

何不同？

一、审美愉悦加工的认知模型

研究者提出心理生物双系统理论、原型理论、加工流畅性理论及审美愉悦与兴趣理论等理论模型，来解释审美愉悦产生的心理机制。双系统理论认为，审美体验由积极的奖励系统和消极的厌恶系统这两个情绪系统所驱使，积极奖励系统的产物是愉悦和兴趣，消极厌恶系统的产物是厌恶，审美过程中积极的奖励系统被唤起，个体就体验到审美愉悦。双系统模型强调，审美愉悦与奖赏系统自动化唤起水平有关，但该模型把审美愉悦简单归因于刺激的奖赏和厌恶，则过于简单宽泛。原型理论认为，审美刺激的原型程度（如外在的形、色、质等）越高，个体获得的审美愉悦程度就越高；原型理论强调审美愉悦受个体对审美刺激认知表征的影响，但没有涉及审美加工心理过程[1]。基于信息加工流畅性——情绪联结模型，审美加工流畅性理论指出，加工流畅性是信息在个体认知系统中流动的难易程度，加工过程中的高流畅性会引发积极情绪，而个体加工审美刺激时的流畅性经验会直接引发审美积极情绪；审美对象流畅性越高，个体获得的审美愉悦程度就越高，审美反应与刺激的流畅性特征正相关[2]。这一理论侧重于审美刺激认知过程难易程度对审美愉悦感的影响，随后一些研究结果支持了审美刺激的对比度、对称性等流畅性信息对审美愉悦程度的增强作用；但是也有研究发现，审美

---

[1] Martindale, C.. Aesthetic preference: Anomalous findings for berlyne's psychobiological model [J]. *American Journal of Psychology*, 1990, 103 (1): 53-80.

[2] Reber, R., Schwarz, N., & Winkielman, P.. Processing fluency and aesthetic pleasure: Is beauty in the perceiver's processing experience? [J]. *Personality and Social Psychology Review*, 2004 (8): 364-382.

对象的新颖程度等低流畅性特征也会提高审美愉悦程度，与该模型假设相左①。

在加工流畅性模型的基础上，Graf 和 Landwehr 提出流畅性的双加工模型——审美愉悦与兴趣模型（PIA 模型）②。该模型认为，审美存在双加工系统，即自动加工和控制加工。初级加工水平对应的自动加工系统，是一种无意识的加工，精细加工水平则对应控制加工系统，受个体主动、有意识的控制。审美愉悦体验包括初级自动化加工阶段的审美愉悦和控制加工阶段的审美兴趣。审美愉悦是审美初级阶段个体自发拥有的一种积极感受，是一种直接因审美对象而产生喜爱的愉悦体验，它的产生不需要其他中介调节作用；审美兴趣是控制加工阶段个体投入注意资源、对审美对象进行精细化加工所产生的审美愉悦体验，审美刺激的加工流畅性和个体注意资源投入会影响审美过程的愉悦程度。PIA 理论将审美所产生的愉快体验细分为不同审美加工阶段的审美愉悦和审美兴趣两种愉悦体验，并阐述两种愉悦的产生机制及影响因素。越来越多的研究支持该理论，但也有学者提出了该模型解释审美愉悦产生机制的局限性。比如，PIA 模型是依据产品设计和抽象艺术品欣赏等所涉及的审美判断认知过程而提出的，其普遍适用性有待检验；同时，PIA 模型主要阐述个体感知加工审美刺激所产生的愉悦感，缺少对个体和客体相互作用、达到物我同一的"妙悟""投入与超然"等审美高峰体验的

---

① Oppenheimer, D. M., & Frank, M. C.. A rose in any other font would not smell as sweet: Effects of perceptual fluency on categorization [J]. *Cognition*, 2008, 106 (3): 1178–1194.

② Graf, L. K. M., & Landwehr, J. R.. A dual-process perspective on fluency-based aesthetics: The pleasure-interest model of aesthetic liking [J]. *Personality and Social Psychology Review*, 2015, 19 (4): 395–410.

讨论①。

二、多层次的审美愉悦

借助功能性磁共振成像（fMRI）、脑磁图（MEG）和脑电图（EEG）等技术，神经美学家对审美过程的脑机制开展研究，神经美学为探索审美愉悦机制、认识审美愉悦本质以及检验审美愉悦理论模型提供了新的视角和证据。

传统美学提出审美感观愉悦、审美领悟愉悦和审美精神愉悦三个层次，笔者基于当前神经美学的最新研究进展和传统美学的审美愉悦学说，系统提出审美愉悦的三阶段脑加工模型，从脑认知神经科学的层面揭示审美愉悦发生过程，以认识艺术审美的心理疗愈发生的心脑基础。

（一）自动化加工阶段的愉悦奖赏

研究者针对审美体验的神经机制开展了研究，发现审美过程中愉悦体验与奖赏系统的功能脑区活动有关，包括眶额皮层、伏隔核、杏仁核、脑岛、海马、前扣带回皮层等②。个体欣赏绘画、摄影、建筑物、音乐和雕塑等各类艺术品时，都会激活眶额皮层，因此，眶额皮层被认为是重要的审美功能脑区。研究者使用 fMRI 来探查个体欣赏不同类别绘画作品（肖像、风景、静物或抽象绘画）时是否会激活专门的脑区。在预实验阶段，每个个体观看各种类别的 300 幅绘画作品，并将绘画作品评价为美、中性和丑，所有个体共同选出的美、中性和丑的绘画作品则成为正式实验材料。预实验 3~6 天之后，fMRI 实验扫描个体观看筛

---

① 何先友，陈雅珏，杨丹妮，何德娴. 流畅性对审美鉴赏的影响——从加工流畅性模型到审美愉悦与兴趣模型［J］. 华南师范大学学报（社会科学版），2019（3）：71-76.

② Mark, R., Peter V., & Elvira, B.. Brain connectivity networks and the aesthetic experience of music［J］. *Brain Sciences*，2018，8（6）：107-120.

选出的绘画作品时的脑区活动，结果表明，不管绘画作品类别如何，当个体欣赏美的作品时，眶额皮层的激活程度显著高于欣赏丑的绘画作品①。石津（IshiZu）和泽基（Zeki）考查了绘画和音乐审美的脑区活动②。预实验时邀请个体给绘画作品和音乐作品美的程度评分，分值为1~9分，根据个体评分，将绘画和音乐材料分为美、中性和丑三类，将筛选出来的材料作为正式 fMRI 实验材料。21 名个体看或听审美材料时进行美感程度评分，结果表明，内侧眶额叶皮层在欣赏美的绘画作品和音乐作品时都会被显著激活，内侧眶额叶皮层的激活强度与个体对审美材料美的评价程度成正比。在随后的研究中，20 名个体分别观看 120 幅图像，这些图像分为美而悲伤的、美而快乐的、中性的和丑的四类。结果发现，个体在欣赏悲伤与快乐的作品时内侧眶额叶皮层被广泛激活。审美初级加工水平对应的自动加工系统，作为一种无意识的加工，并不受刺激具体属性（视觉、听觉/色彩、构图）的影响。眶额皮层被认为是愉悦体验和奖赏系统相关的功能脑区，负责自动情绪调节，参与无意识、目标驱动的、不需要有意控制的情绪调节过程，眶额皮层受损会影响对情绪刺激自动的注意朝向。眶额皮层在审美过程中被广泛激活，反映审美过程中自动化的愉悦体验奖赏，是审美自动化加工阶段的愉悦奖赏体验的神经基础。在这一阶段，眶额皮层参与审美刺激所带来的加工奖赏愉悦体验，个体自动化地获得最初的美的感受和愉悦奖赏。

（二）精细加工的审美愉悦

在审美活动中，纹状体的尾状核和伏隔核表现出显著的激活，纹状体被激活的部位会随着审美进程而发生改变。萨琳普（Salimpoor）等

① Kawabata, H. , & Zeki, S.. Neural correlates of beauty [J]. *Journal of Neurophysiology*, 2004, 91 (4): 1699-1705.

② Ishizu, T. , & Zeki, S.. Toward a brain-based theory of beauty [J]. *Plos One*, 2011. e21852.

人将 fMRI 与 PET（脑代谢显像）结合起来①，研究受试者在欣赏音乐时的脑区活动，结果发现，与听中性音乐相比，个体欣赏愉快音乐时尾状核、壳核和伏隔核被显著激活，多巴胺释放增加。更重要的是，研究结合 fMRI 和 PET 的结果，观察到个体聆听音乐时多巴胺释放区域的时间差异，在音乐欣赏初期阶段，尾状核的血流动力学反应和多巴胺释放活性最大，随着音乐欣赏体验不断深入并达到审美体验的高峰，内源性多巴胺的分泌经腹侧从尾状核移至伏隔核；PET 结果显示，音乐欣赏过程中个体报告的高峰体验平均强度和愉悦程度与伏隔核内源性多巴胺释放呈正相关。上述研究为审美过程中审美愉悦存在不同加工阶段提供了神经层面的证据：审美愉悦的功能脑区会从尾状核转移到伏隔核，这在一定程度上支持了 PIA 模型中提出的审美愉悦不是单一层次加工产物的说法，不同阶段产生的审美愉悦存在各自的神经生理机制。还有研究发现，腹侧纹状体在深度审美体验时被显著激活。布拉德（Blood）和萨托雷（Zatorre）② 从具有 8 年以上音乐训练经历的个体中，根据个体体验到音乐高峰寒战感的频次筛选出 5 名男性和 5 名女性，让每位个体选择聆听一首能自始至终带给他/她强烈愉悦体验的音乐曲目。结果发现，个体在聆听音乐时腹侧纹状体等功能区持续激活。这一激活也被更多的研究证实。类似地，布朗（Brown）③ 等人的一项 PET 研究发现，在听不熟悉但令人愉快的音乐片段时，腹侧纹状体被激活。个体欣赏熟

① Salimpoor, V. N., Benovoy, M, & Larcher, K.. Anatomically distinct dopamine release during anticipation and experience of peak emotion to music [J]. *Nature Neuroscience*, 2011, 14 (2): 257-262.

② Blood, A. J., & Zatorre, R. J.. Intensely pleasurable responses to music correlate with activity in brain regions implicated in reward and emotion [J]. *Proceedings of the National Academy of Sciences of the United States of America*, 2001, 98 (20): 11818-11823.

③ Brown, S., Gao, X., Tisdelle, L., Eickhoff, S. B., Liotti, M.. Naturalizing aesthetics: Brain areas for aesthetic appraisal across sensory modalities [J]. *Neuroimage*, 2011 (58): 250-258.

悉音乐时腹侧纹状体的激活水平与个体对音乐的欣赏体验相关，并在个体陶醉于深度音乐体验时达到高峰。腹侧纹状体的激活反映了审美体验中实际发生的强烈愉悦感受，研究者据此认为，腹侧纹状体与真实的审美情感、特别是深刻和强烈的审美情感相关。尾状核参与奖励刺激的初级加工，这与对奖赏的预期自动化加工相关。伏隔核参与编码刺激奖赏的概率和大小，整合来自大脑的感觉、情感及执行部位的反应。加兰特（Galanter）提出①，知觉系统在加工或整合某一审美特征时，会激活边缘系统，释放奖赏性的化学物质（如多巴胺等），从而使该过程具有奖赏性，审美愉悦是奖赏系统作用的结果。审美过程中尾状核和伏隔核在激活时程上的差异，可能反映了审美过程中不同阶段愉悦奖赏的神经机制；尾部纹状体（尾状核）和腹侧纹状体（伏隔核）功能的分离，可能是个体从初级自动化审美加工转向精细控制化加工的神经机制所在，纹状体亚回路中不同的连接模式和功能作用分别与不同阶段审美愉悦的产生机制密切相关。

（三）整合加工的审美沉浸

深度审美发生时个体会感受到一种独特的快乐，是从艺术中获取力量之后的快乐，不再是感官满足，而是一种精神愉悦。神经美学研究发现，审美高峰体验时大脑默认模式网络（DMN）会得到激活。默认模式网络涉及个体保持清醒时脑功能的基线状态，主要包括腹内侧前额叶皮质、内侧前额叶皮质、后扣带回皮层、楔前叶、颞顶联合区和额上回等区域。当个体发生自我参照（如从自我的角度看问题）和指向自我内部（如内省、自我沉思等）的认知加工时，默认模式网络会被激活。

---

① Galanter, P.. Complexity, neuroaesthetics, and computational aesthetic evaluation [J]. 13th Generative Art Conference, 2010: 399-409.

韦塞尔（Vessel）等人的研究①，要求个体对所看到的绘画作品带来的审美感动程度进行1~4级评分，结果发现，当个体在欣赏一般审美感动作品（评分为1~3分），默认模式网络表现出与一般外部刺激加工中相似的基线下失活状态，而在欣赏最高审美感动（评分为4分）的绘画作品时，个体的默认模式网络（mPFC、PCC等）出现基线活跃，与个体在进行自我反思等内部加工过程中出现激活状态相似。内侧前额叶皮质作为默认网络系统的一个网关，在深度审美体验发生时激活并发出内在自我相关的信号，这个信号促使更多参与整合审美刺激加工和个体内部自我状态的脑区发挥功能②③。深度审美体验发生时，默认模式网络表现出活跃的基线水平，表明深度审美能够促使大脑将内在自我与外部审美对象整合起来，这个过程包括打破内在自我边界、外在审美刺激与内在自我匹配与连接等，为形成新的自我进行积极拓展和准备。默认模式网络将个体带入审美陶醉的愉悦状态，产生内在精神与外在世界沟通相融的纯粹审美愉悦体验，体验到从审美中获取力量的精神愉悦。在深度审美体验过程中还观察到外侧前额叶皮质区域的广泛失活。外侧前额叶主要具有与理性思维、控制行为相关的功能，参与预测、评价目标，修正与调整行为方式等理性活动。利姆（Limb）等人采用fMRI研

① Vessel, E. A., Starr, G. G., & Rubin, N.. The brain on art: Intense aesthetic experience activates the default mode network [J]. *Frontiers in Human Neuroscience*, 2012 (6): 1-17.

② Vartanian, O., & Skov, M.. Neural correlates of viewing paintings: Evidence from a quantitative meta-analysis of functional magnetic resonance imaging data [J]. *Brain and Cognition*, 2014 (87): 52-56.

③ Mas-Herrero, E., Karhulahti, M., Marco-Pallares, J., Zatorre, R. J., Rodriguez-Fornells, A.. The impact of visual art and emotional sounds in specific musical anhedonia [J]. *Progress in Brain Research*, 2018 (237): 399-413.

究6名职业钢琴演奏家爵士乐演奏过程①。实验中设置控制条件和实验条件，在控制条件中，演奏者反复演奏一个八度的 C 大调音阶，实验条件中演奏者在相应的即兴条件下创作一段旋律，但仅限于在相同的八度范围内使用 C 大调四分音符。结果发现，与控制条件相比，职业演奏家即兴演奏并陶醉于最喜爱的爵士音乐时，默认模式网络中内侧前额叶（额极）皮层出现激活，而外侧前额叶皮质区域出现广泛的失活，表明在深度审美活动中该区域受到主动抑制。研究者认为，职业演奏家在欣赏最钟爱的乐曲时，不仅陶醉于乐曲本身旋律的美，更能领悟到自我与音乐之间契合的生命体验，进入到纯粹的审美高峰体验中，个体感受到自由、随性和富于激情的审美精神愉悦。当个体需要集中注意力完成有目标的活动时，默认模式网络会被抑制，出现失活。审美高峰体验时观察到默认模式网络激活和外侧前额叶皮层失活，说明这时候并不是处于审美愉悦—兴趣双加工模型中所提的精细化控制加工阶段。在审美高峰体验阶段，个体沉浸其中而获得的沉浸愉悦不再局限于对审美对象的持续集中注意、精细加工，而是一种指向自我内部、自我创造和升华的深度愉悦。契克森米哈赖这样描述一位深谙艺术鉴赏之道者在欣赏最喜爱画家作品时的顿悟："第一眼就令人感觉是幅佳作，这不见得是理性，一切都和谐无间……艺术作品就通过这种方式，使你突然觉得想欣赏、了解这个世界。这可能就是你存在于这个世界的意义，可能是夏日河畔浴女的精神所在，或是突然放开自我，了解我们与这个世界有何关联的能力……"②，这是一种个体生命体验与审美对象所持有的内在生命结构契合相通，自下而上和自上而下加工相结合的复杂过程。人从艺

---

① Limb, C. J., & Braun, A. R.. Neural substrates of spontaneous musical performance：An fMRI study of jazz improvisation [J]. *Plos One*, 2008, 3 (2)：1679.

② 米哈里·契克森米哈赖. 心流 [M]. 张定琦, 译. 北京：中信出版集团, 2008：203.

术欣赏中获得力量和自我升华、豁然开朗的精神愉悦，此时外侧前额叶活动减弱、默认模式网络被激活，意味着理性的控制被大幅度削弱，内在自我被充分打开而进入物我两忘的状态，体验着"言有尽而意无穷"的审美沉浸愉悦。这是不同于初级的审美奖赏反馈和刺激的精细化加工的审美兴趣体验。因此，具有双加工机制的 PIA 模型对审美愉悦的解释尚有局限性，在自下而上的审美认知所产生的自动化愉悦奖赏和控制阶段精细加工的审美兴趣之外，还存在物我两忘、投入超然的审美沉浸愉悦，这是一种自下而上和自上而下双向加工的复杂审美过程。

综上，基于神经美学所提供的证据，笔者提出审美愉悦体验的心脑机制，即眶额叶皮层负责自动化情绪调节和愉悦奖赏，在审美活动中被普遍激活，是初级审美愉悦的神经基础，反映的是个体在欣赏美的对象时所体验到的自动化加工审美愉悦。审美过程中纹状体功能性产生分离：尾状核内源性多巴胺释放集中在早期审美阶段，随后在审美体验深入过程中逐渐减少，而伏隔核内源性多巴胺释放持续增加，在审美体验深入阶段逐渐增加并在高峰时达到最大。尾状核与初级奖赏自动化加工相关，参与自动化加工阶段的审美愉悦；伏隔核参与刺激奖赏的概率和大小的编码加工，参与精细化控制加工时的审美兴趣。纹状体亚回路中不同的连接和功能作用方式与不同阶段审美愉悦的产生机制密切相关。因此，审美愉悦体验在审美过程中不仅存在时间差异，发生机制也不同。审美愉悦不是一种单一的愉悦感受，而是具有不同的加工层次和神经机制。

与传统美学提出审美感官愉悦、审美领悟愉悦和审美精神愉悦三个层次相一致，李泽厚先生将审美体验分成"悦耳悦目""悦心悦意"和"悦志悦神"三个层次[①]。我们从神经美学的视角也证明了，在自动化

---

① 李泽厚. 美学四讲 [M]. 武汉：长江文艺出版社，2019：138.

加工的审美愉悦和精细化加工的审美兴趣之外，还存在一个新的审美愉悦层次。个体进入审美高峰体验，默认模式网络相关脑区被激活，负责控制与理性思维的外侧前额叶皮层等脑区失活，说明审美愉悦在双加工层次之外还存在一个整合升华、指向物我两忘的审美高峰体验。这个发现与传统美学所提出的审美三个层次相符，也与日常审美体验中自我报告的感受相一致。在审美高峰体验时，个体经历强烈认同意识的沉浸体验，实现心智、身体和环境三者密切相连，且动态统一，全身心沉浸于艺术审美境界，开启心灵与自我的对话，获得一种深刻的精神快乐。审美活动包含审美认知和审美元认知两类过程，在这两类过程中，个体都能产生审美愉悦。在审美元认知阶段，个体与审美对象之间不再是单向认知过程，而是相互影响，个体引发了自下而上和自上而下双向复杂的相互作用，高层次认知与低层次认知功能相结合，达到投入超然的审美状态。审美高峰阶段默认模式网络相关脑区的激活表明，个体发生了自我参照和指向自我内部（如内省、自我沉思等）的认知加工过程，审美认知过程中审美刺激的加工扩展到了个体朝向自我的认知加工，从审美对象美的感官愉悦扩展到了个体与审美对象之间物我相联，身心同一的审美沉浸愉悦。感官的感受伴随的愉悦奖赏，对美的组织知觉加工所产生的审美兴趣，这两种审美愉悦与审美沉浸的精神愉快不同。审美沉浸不再是感官的需要得到满足，而是从精神上得到解放，心灵获得力量和勇气的高级快乐，是清醒的自我意识所造成的精神的愉快，因此审美沉浸是独立于愉悦奖赏和审美兴趣两阶段之外的新阶段。

综上，审美愉悦包括初级审美愉悦、审美兴趣和审美沉浸快乐三个层次的审美愉悦机制，分别产生于自动化加工、控制化加工以及整合升华三个阶段，具有各自的神经基础，共同构成了复杂、深刻和丰富的审美愉悦体验。在实际的审美过程中，因个体审美需要、审美经验和审美感受力的不同，个体所达到的审美愉悦层次可能并不相同；对同一个体而言，因审美对象、个体状态等差异在不同审美经验中所体验的审美愉悦层次也可能有差异。但是对于完整的审美过程而言，审美愉悦包含了愉悦奖赏、审美兴趣和审美沉浸三个层次。

第四章　生成—探索—整合
——艺术表达的心脑基础

积极艺术心理疗愈的核心之一是个体借助多种形式的艺术表现方式而非语言沟通的方式将自己混浊的自我内部的象征化模式，以及难以言表、微妙、模棱两可的多重情感等内在部分表达出来，在艺术创作的表现过程中内在心理得以觉察、看见、澄清和处理，进而获得自我整合和疗愈。创作即疗愈，在积极艺术心理疗愈中，艺术表现的创作过程具有疗愈作用，而作品本身的艺术价值并不重要。泽基（Zeki）提出风格迥异的艺术创造，可能源于共同的神经生物学过程，积极艺术疗愈的艺术表现过程本质上也是艺术创造，因此它同其他艺术创造一样，也具有相似的神经生物学过程①。笔者对艺术创造过程心脑基础进行研究，从神经生物学角度认识积极艺术心理疗愈的艺术表现的脑神经机制。

一、创造过程的认知加工

（一）一般创造的认知过程

研究者提出四阶段理论、生成—探索模型等理论来解释一般创造的

---

① Zeki, S.. Artistic creativity and the brain [J]. *Science*, 2001, 293 (5527): 51-52.

认知过程。四阶段理论由 Wallas 提出，并得到后来研究者的完善。该理论认为，创造过程分为准备阶段、酝酿阶段、启发阶段和验证阶段。Finke 等人基于对创造过程心理表征的提炼、重建和解释，提出创造过程的生成—探索模型，将创造过程分为生成过程和探索过程。在生成过程中，个体生成创造性相关的有用成分，并将它们组合在一起，形成前创造结构；在探索过程中，个体对前创造结构进行理解和解释，选择和验证生成的组合表象，最终获得创造性发现①②。上述两个创造过程的理论模型分别从不同层面对创造过程进行探讨：生成—探索模型强调对创造过程心理表征的提炼和重建，四阶段模型则对这一过程进行了更细致的划分。艺术创造作为最典型的创造类型，其过程中包含艺术想法的产生及评估，这个过程的认知神经机制可能也遵循一般创造过程中创造性想法生成和探索的两阶段过程。

（一）创造过程的大脑网络动力模型

Beaty 等人结合创造过程脑神经机制研究，在生成—探索模型基础上提出创造过程神经机制的大脑网络动力模型，这个理论认为创造性想法的产生和评价与大脑默认模式网络和执行控制网络的动态交互作用相关③。

默认模式网络包括内侧前额叶皮层、后扣带回皮层、楔前叶、颞顶联合区等区域。默认模式网络在自我参照（如从自我的角度看问题）和指向自我内部（如内省、自我沉思等）等认知加工过程中会被激活，

---

① Dijksterhuis, A., &Nordgren, L. F.. A theory of unconscious thought ［J］. *Perspectives on Psychological Science*, 2006, 1（2）: 95–109.

② 詹慧佳, 刘昌, 沈汪兵. 创造性思维四阶段的神经基础 ［J］. 心理科学进展, 2015, 23（2）: 213–224.

③ Beaty, R. E., Benedek, M., Silvia, P. J., &Schacter, D. L.. Creative cognition and brain network dynamics ［J］. *Trends in Cognitive Sciences*, 2016, 20（2）: 87–95.

该区域的激活与产生自我相关思维活动有关，如走神、心理模拟等。执行控制网络由外侧前额叶和前下顶叶等区域组成，该网络在需要外部引导注意力的认知过程中被激活，如工作记忆、关系整合和任务集转换等。默认模式网络和执行控制网络在静态和一般认知任务中常表现出对立关系，如在工作记忆任务中执行控制网络表现为激活状态，而默认模式网络处于休眠状态，而在自上向下调节内在信息生成过程中默认网络和控制网络会表现出合作。大脑网络动力模型认为，创造过程是以创造目标为导向生成自我思想的过程，涉及默认网络的生成功能和执行控制网络的策略功能①。默认网络有助于备选创造性想法的产生，控制网络评估备选想法的有效性并调整以满足特定任务目标。创造过程中控制网络和默认网络动态交互，协同作用完成自上而下（执行）和自下而上（生成）创造过程，产生新颖且适用的想法。

二、艺术创造的脑认知加工

艺术创造过程作为专门领域的创造，包含了艺术创造性想法的生成和探索过程。在生成阶段，个体内在的认知过程将艺术创造性相关的有用成分组合在一起，形成艺术创造表象；在探索过程中，个体以生成阶段得到的艺术创造表象为单元，结合已有知识和经验，寻找有意义的方式，组合艺术表象，并对生成的产品进行理解和解释②。在一般创造性过程的生成—探索加工之外，研究者提出，艺术创造可能还存在专门过程，这是一种直觉形态的心理过程，此时艺术家的自我意识暂时消融，

① Beaty, R. E., Kenett, Y. N., Christensen, A. P., Rosenberg, M. D., Benedek, M., Chen, Q. L., Silvia, P. J.. Robust prediction of individual creative ability from brain functional connectivity [J]. *Proceeding of the National Academy of Sciences of the Unite States of America*, 2018, 115 (5): 1087-1092.

② Sternberg, R. J., &Lubart, T. I.. Investing in creativity [J]. *American Psychologist*, 1996, 51 (7): 677-688.

无意识和意识、感性和理性整合，是一种自由不拘的直觉性的整体把握，这可能是艺术创造所特有的加工过程。由于缺乏实证性研究的证据，美学家和艺术心理学家过去对这一过程的讨论一直停留在个体报告和理论探讨上。近年来基于艺术创造过程脑神经机制的研究为这一艺术创造特有的认知加工过程提供了证据。

（一）创造生成与向内联结

刘（S. Y. Liu）等人进行了一项针对诗歌创作的研究[①]，14 名诗人和 13 名新手在核磁共振扫描时使用安全键盘来完成创作诗歌的任务，实验条件包括自发创作新诗、修订创作的诗歌、默写诗歌、随机打字等。作者利用独立成分分析技术，发现在自发创作新诗条件和诗歌修订条件下，内侧前额叶皮层都很活跃，但执行网络的背外侧前额叶和顶叶执行系统的反应存在差异：执行网络在自发创作新诗过程中失活，在修订诗歌过程中被激活，诗人和新手表现出了一致的模式。进一步比较发现，与新手相比，诗人的执行控制网络在新诗创作过程中失活程度更强，这表明诗人在新诗创作过程中更有效地降低了认知控制，而这可能有助于产生具有创造性的想法。研究还邀请专家评定所创作诗歌的创造性水平，并与脑区激活水平进行相关性分析。结果发现，作品创造性水平越高，诗人背外侧前额叶区域与听觉中枢、躯体感觉和运动区域之间的关联程度越低。这可能提示在诗歌创作的生成阶段，执行网络的失活使创作者能够在低认知控制水平下自发生成生动和新颖的感知觉和艺术想象，产生更具艺术创造性的诗句。利姆（Limb）采用功能磁共振成

---

① Liu, S. Y. , Erkkinen, M. G. , Healey, M. L. , Xu Y. S. , Swett, K. E. , Chow, H. M. , &Braun, A. R. . Brain activity and connectivity during poetry composition: Toward a multidimensional model of the creative process [J]. *Human Brain Mapping*, 2015, 36 (9): 3351-3372.

像技术（fMRI）①，考察 6 名专业爵士钢琴演奏者演奏传统曲目和即兴创作曲目的过程。结果发现，在即兴创作条件下，演奏者背外侧前额叶区域表现出广泛失活，内侧前额叶皮层则被激活，出现前额叶皮层功能的分离模式。

上述研究提示，艺术创造过程中的前额叶皮层会出现分离模式，即负责执行控制的背外侧前额叶的广泛失活和负责新想法产生的内侧前额叶皮层的被激活。默认网络的内侧前额叶皮层的被激活有助于创造性想法的生成，而执行控制脑区的失活降低了创造性想法产生过程中控制脑区对创造性想法生成的抑制作用。艺术创造需要产生大量来自艺术家自身的新颖和复杂的创新想法，外侧前额叶区域执行控制及监测功能的失活，即传统的执行控制被减弱，使得默认网络指向自我的思想产生功能得到更好的发挥，艺术家的认知控制处于低水平，内在生成的创新想法被允许自由展开。这与一般创造过程生成阶段的认知神经机制极为相似。

（二）想法检验与目标达成

在艺术创造过程中，艺术家不仅需要生成艺术创造想法，还需要围绕艺术理念和创作目标，对产生的创造想法进行判断、评估和选择。研究者研究了 39 名古典或爵士钢琴专业演奏者开展即兴演奏的神经机制②。参与者使用兼容于 fMRI 的光纤钢琴八度（从 F 到 E 的 12 个钢琴键）音程键盘进行即兴发挥演奏。实验分为音高设置和情绪设置两种条件。在音高设置条件下，每次实验给个体展示 6 个音符，分为调性条

---

① Limb, C. J., & Braun, A. R.. Neural substrates of spontaneous musical performance：An fMRI study of jazz improvisation ［J］. *Plos One*, 2008, 3 (2)：1679.

② Pinho, A. L., Ullén, F., Castelo - Branco, M., Fransson, P., & de Manzano, O.. Addressing a paradox：Dual strategies for creative performance in introspective and extrospectivenetworks ［J］. *Cerebral Cortex*, 2016, 26 (7)：3052-3063.

件或无调性条件，钢琴家根据给定的音符进行创作；在情绪设置条件下，钢琴家按照实验所提供的情绪条件（快乐或恐惧），在创作中表达相应的情感。结果发现，在音乐创作过程中，钢琴家 DLPFC 脑区的活动和连通性高度依赖于实验条件：在音高设置条件下，个体的背外侧前额叶与运动前区和顶叶区表现出更高的活性和功能连通性；在情绪设置条件下，背外侧前额叶和顶叶区域的激活程度较低，但背外侧前额叶与默认网络的功能连接增加。研究者认为，在音高设置的条件下，个体是在限制的方式下进行演奏，因此需要很强的背外侧前额叶控制执行功能的参与；在情感设置条件下，个体进行自由的即兴创作，在作曲时背外侧前额叶通过与默认网络的合作，自上而下地影响源自默认网络的创造性想法生成过程。刘（S. Y. Liu）等人关于职业诗人的功能连接性分析也显示①，内侧前额叶皮层在诗句创作和修改这两个阶段都是活跃的，认知控制在生成过程中减弱，在修正过程中重新参与。

当艺术创造过程需要满足特定任务的要求时（如表达特定情感或传达抽象概念），艺术创造过程需要明确的自上而下的调节过程（例如，评估自我产生的艺术想法的有效性）。这个阶段的艺术创造是目标导向，依赖默认网络与执行控制网络脑区的耦合。已有研究表明，背外侧前额叶可能参与规划和执行新奇复杂的行为、目标相关的问题解决，以及高级认知操作的自由选择等任务②。与一般认知控制不同，艺术创造过程中需要维持艺术创造性想法的产生，因此在创造过程中，背外侧

① Liu, S. Y., Erkkinen, M. G., Healey, M. L., Xu Y. S., Swett, K. E., Chow, H. M., & Braun, A. R.. Brain activity and connectivity during poetry composition: Toward a multidimensional model of the creative process [J]. *Human Brain Mapping*, 2015, 36 (9): 3351-3372.

② Speitel, C., Traut-Mattausch, E., & Jonas, E.. Functions of the right DLPFC and right TPJ in proposers and responders in the ultimatum game [J]. *Social Cognitive and Affective Neuroscience*, 2019, 14 (3): 263-270.

前额叶可能通过与默认网络的功能耦合,产生和保持艺术创造过程中内部的创造性思维,修订个体所产生的艺术想法,以满足特定创作任务目标的要求。

(三)情感表达与直觉整合

艺术家在描述创造过程时,常谈到当自己沉浸于艺术创作状态时会突然感到自己内在的精神性得到了延伸,顿时获得了力量,感到超然和宁静,艺术家在创造过程中达到高峰体验,如谱写马赛曲的鲁日所感受到的"方才有什么东西,他不知道是什么,把他高高举起来,直抵他的感官从未感受到的神圣之境"[①]。这个阶段的艺术创造过程表现为创作者自我意识和控制感下降,外在目标导向减弱并超越自我情感,进入内隐加工为主的"无我之境"创造整合超越阶段。

艺术创造过程的忘我感。巴雷特(Barrett)等人采用功能磁共振技术研究了著名古典音乐演奏者加布里埃拉·蒙特罗即兴演奏时的神经机制[②]。布里埃拉在实验中完成音阶演奏任务、记忆演奏任务和创作演奏任务。在音阶演奏任务中,布里埃拉反复演奏半音音阶;在记忆演奏任务中,她通过回忆演奏一段给定的熟悉乐曲;在创作演奏任务下,她进行即兴创作演奏。全脑功能性连接结果看到,与记忆演奏任务相比,创作演奏条件下布里埃拉的默认模式网络内的连接性下降,而视觉网络的连接性增强。研究者认为在创作演奏条件下默认模式网络内连接性的减少与自我意识的减弱有关,艺术家进入了暂时的"忘我"状态,正如

---

① 斯蒂芬·茨威格. 人类群星闪耀时 [M]. 高中甫,潘子立,译. 天津:天津人民出版社,2011:75.

② Barrett, K. C., Barrett, F. S., Jiradejvong, P., Rankin, S. K., Landau, A. T., & Limb, C. J.. Classical creativity: A functional magnetic resonance imaging (fMRI) investigation of pianist and improviser Gabriela Montero [J]. *NeuroImage*, 2020 (209): 116496.

布里埃拉的报告所言，她将创作演奏比作游戏，并且她在创作过程中对所发生的事情几乎一无所知。默认模式网络区域内的活动减少与心流状态有关，默认网络模式内联结减弱为艺术创作过程中演奏家经历暂时"忘我"的心流体验提供了证据，这是一种经常伴随着创造性任务的高度集中和享受的最佳体验。

艺术创造过程的内隐加工。在一项使用功能性磁共振成像探讨文学创作过程神经机制的研究中①，20 名文学创作专家和 28 名没有写作经验的个体参与实验，实验条件分为头脑风暴、创造性写作、阅读和抄写四种条件，前两种条件为实际写作条件，后两种为对照条件。结果发现，与没有写作经验的个体相比，在创造性写作过程中专业作家的左侧尾状核激活明显。尾状核是基底神经节的一部分，参与程序记忆和内隐运动控制，被认为负责毫不费力的信息转移和自动化技能。尾状核参与不同技能的习得，如工作记忆训练，这个脑区的激活反映了艺术创造的直觉处理过程。关于音乐家布里埃拉创作演奏的神经机制研究也发现②，在即兴创作演奏条件下布里埃拉皮质下网络（包括丘脑和基底神经节）模块化程度增加。基底神经节是内隐加工系统的神经基础，这些结构对于内隐记忆运动和认知技能的内隐记忆至关重要，对其他类型的内隐记忆（如启动、条件反射和习惯化）也有贡献。这种内化的运动模式主要由基底神经节回路控制，在执行过程中几乎不需要前额叶活动。艺术家谈到创造过程的感受时，都不约而同地描述过自发的、似乎

---

① Erhard, K., Kessler, F., Neumann, N., Orthell, H, -J., &Lotze, M.. Professional training in creative writing is associated with enhanced fronto-striatal activity in a literary text continuation task [J]. *NeuroImage*, 2014（100）：15-23.

② Barrett, K.C., Barrett, F.S., Jiradejvong, P., Rankin, S.K., Landau, A.T., & Limb, C.J.. Classical creativity：A functional magnetic resonance imaging（fMRI）investigation of pianist and improviser Gabriela Montero [J]. *NeuroImage*, 2020（209）：116496.

毫不费力的创作行为感受，正如布里埃拉所言"演奏过程中自己并没有意识到自己在做什么"；福楼拜谈创作所说的"写书时完全把自己忘去"①。但是艺术家的创作又是有结构和专业性的，这表明艺术家的艺术创作意识流是有组织的。这种高水平的自动化行为，正如在心流过程中个体报告的自动处理过程，这时他们在没有意识思考的情况下进行创作。此时前额叶皮层对艺术创造性任务的成功执行不再是必需，艺术创造任务的完成依赖于皮层下基底神经节等内隐信息处理系统。

艺术创造过程的情感性。在艺术创造中艺术家需要具备饱满而充实的情绪，艺术家经常从不同角度提到艺术创造中的情绪情感，如毕加索说："在绘画中，我是依据情感来安排事物……色彩就像脸部的特征一样，是随着情绪的变化而变化的。"② 情绪是艺术灵感涌现的基础，真正的艺术创作需要艺术家在创造力发挥的情绪状态中进行。前面提到的关于布里埃拉的研究中③，与机械地演奏半音音阶不同，即兴演奏条件下布里埃拉大脑边缘系统区域（如前扣带皮层和中扣带皮层）的普遍激活表明了即兴创作中的情绪投入和表达。其他运用脑成像技术研究音乐创作过程的实验也发现，当艺术家进行音乐创作时，个体的脑岛、双侧纹状体及边缘系统被激活。在针对文学创作过程的研究中④，头脑风暴条件与阅读控制条件相比，专业作家比非专业个体在右侧硬核、右侧岛叶、左侧辅助运动区和右侧初级运动皮层激活更多，脑岛的激活被认

---

① 周宪. 走向创造的境界 [M]. 南京：南京大学出版社，2009：210.

② 周宪. 走向创造的境界 [M]. 南京：南京大学出版社，2009：74.

③ Barrett, K. C., Barrett, F. S., Jiradejvong, P., Rankin, S. K., Landau, A. T., & Limb, C. J.. Classical creativity: A functional magnetic resonance imaging (fMRI) investigation of pianist and improviser Gabriela Montero [J]. *NeuroImage*, 2020, 209, 116496.

④ Erhard, K., Kessler, F., Neumann, N., Orthell, H, -J., &Lotze, M.. Professional training in creative writing is associated with enhanced fronto-striatal activity in a literary text continuation task [J]. *NeuroImage*, 2014 (100): 15-23.

为与作家创作过程中整合内部感受信息和情绪体验相关。艺术创作过程中出现脑岛、前扣带皮层等脑区激活。边缘结构和扣带皮层在情绪加工中起着重要的作用，因此艺术创作过程中边缘系统和脑岛之间的功能连接反映出艺术创作过程中指向内在的情感活动，强调情感的表达，体现了艺术创造的情感性。

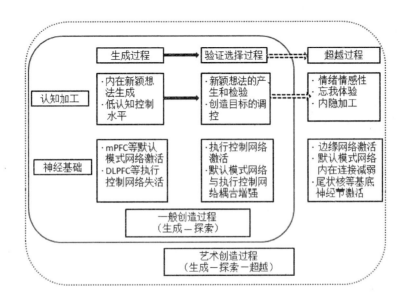

图 4-1　艺术创作表达的生成—探索—整合模型

　　由上可以看到，艺术创造过程包含前额叶皮层的功能分离模式，即执行控制网络的失活和默认网络的激活，使创造个体进入低认知控制水平，生成内在创造性想法；负责认知控制的执行网络与默认网络相互耦合，在艺术创造目标的导向下检验、评价和选择生成的创造性想法。这与一般创造过程的生成—探索阶段大脑动力网络模型相符。但相对于一般性创造过程，艺术创造过程还涉及以尾状核为主的基底神经节的广泛激活，默认网络内部联结的减弱，以及与情感加工相关的边缘网络、脑岛等区域的普遍激活。由此，笔者提出艺术创造的心脑机制还涉及内隐加工、自我意识减弱和情感性等特有的认知过程。

美学家们认为，不定形认知是艺术创造必须经历的专门过程，直觉性是不定形认知的特点之一，并且伴有强烈的情感体验①。艺术家在创作过程中感到一种强烈的、非具体的情感，创作者体验到自己内在的精神性得到了延伸，感到复杂而非言语能表达的情感在心中涌动，迫使创作者去表达。创作者在这个认知过程中对艺术创造前期产生的创造相关经验、知觉、想法在意识层面之下进行组织和整合，以形成某种带有强烈情感性的创造气氛、意向和整体性经验。无论是画家绘画、作曲家谱曲、雕塑家雕刻或是诗人写诗，艺术家们在描述自己的创造过程时常常提到类似的经验。

因此，艺术创造过程作为专门领域的创造符合生成—探索的基本创造过程，其认知加工神经机制包含艺术创造性想法的生成过程中前额叶皮层的功能分离模式，即执行控制网络的失活和默认网络的激活，以及创造性想法探索过程中负责认知控制的执行网络与默认网络相互耦合。同时，笔者提出艺术创造过程还存在情感性的直觉加工过程，这可能是艺术创造专门领域的加工神经机制。

综上，笔者提出艺术创作的过程涉及生成—探索—整合三个阶段，在生成和探索阶段，艺术表现会促进个体与内在连通，所有艺术疗愈过程中的艺术表现过程都在认知神经层面发生着这种内在的联结，这种内在的联结是对内在洞察和感知的重要基础。更重要的是，我们看到艺术表现的整合阶段是一个饱含情感并且暂时忘我的直觉加工过程，这是积极艺术心理疗愈的艺术表现能够充分表达个体情感的神经基础，个体内

---

① 孙非 . 艺术创造的心理条件［J］//中华美学学会（编），美学第四卷 . 上海：上海文艺出版社，1982：171-198.

在莫可名状的情绪和情感会随着艺术表现的方式得以呈现，当情绪被具象化表达时疗愈过程也同步发生。同时，整合阶段的忘我实际上是一种意识的暂时消失，这种意识的暂时消失使得内在潜意识的部分能够更加容易凸显出来，而不会受到意识的"检查"和"监督"。这也是在积极艺术心理疗愈中个体借助艺术创作的形式探寻和表达内在真实的基础。艺术表现的神经基础为我们了解艺术表现的疗愈作用提供了独特而可以深入探察的视角。

第五章　积极艺术心理疗愈的技术

一、象征的艺术视觉化表达

艺术心理疗愈的根基在于个体已经认识到人类最基本的思想感情虽然来源于无意识，但它们是通过形象而不是通过语言被表达出来的。使用视觉符号表达象征是积极艺术心理疗愈的关键技术，疗愈中创作的艺术作品能体现出复杂多元的情感。

象征是一种整体趋势和能力，不仅用于防御和维持固着，也可以用于成长和自我表达。积极艺术心理疗愈的象征则是用于此。象征是自然的产物，没有人能发明一个象征，并且象征具有深远的无意识特征。正如荣格所提到的，我们所压抑的不只是我们个性中的"阴影"，"对我们的积极特质也会同样对待"①，个体的诸多积极特质被压抑在无意识层面，单凭言语无法探及。象征制作具有超越功能，能够启动内在心理资源，实现更大程度的整合和个体化。这种超越功能能够让个体拿自己的本性做实验，尝试流动、变化和成长，在这样的状态中没有僵化和固

① 荣格等. 人类及其象征［M］. 张举文，荣文库，译. 沈阳：辽宁教育出版社，1988：42.

着，个体内在的积极能量因此而得以流动，并在意识层面被发现和看见①。

密内尔认为，个体的内在世界和外在世界之间可以自由流动，这种流动使得内在和外在之间互相丰富，一个人从外在世界吸收新的体验，将其整合到成长中的自我当中去。密内尔特别强调创造的原初过程中新的一面和积极的一面是实现功能健康运转所必需的另一半②。艺术过程能够通过象征化过程创造"全新的事物"，象征不再局限在防御功能，而被看作"具有一个人健康发展进入世界的根本"。荣格也同样认为，象征不仅说明显现出来的内容之下存在不活跃的欲望，象征还具有更高的目的，象征是无意识变成有意识过程的途径，个体可以绕过语句直接通过视觉形式表现内在形象，这种方式可以保留这些形象中的情感，相关的意义也可以得以浮现。

积极艺术心理疗愈的个体通过多种绘画方式而非语言沟通的方式将自己之前比较混沌的自我内部的象征化模式以绘画艺术的形式呈现出来。当个体以一种旁观者的角度去体验和觉察这个外化的象征性结构模式时，就会跳出这个混沌的自我模式，突破局限，进行自我重建，形成新的自我认同。二维形象充满多重潜在的意义，意义间相互响应，语言通常不能充分解释画面的多重意义。直觉比任何纯粹的逻辑方法更根深蒂固，绘画是对生命和生活的直觉反思，而不是逻辑反思，个体和疗愈师之间通过象征性的语言进行有意识和无意识的对话，绘画艺术作品就是个体象征化心理结构模式最好的呈现方式，也是象征化的最好表达方式。

值得注意的是，积极艺术心理疗愈中的象征视觉化表达虽然是艺术

---

① 凯斯，达利. 艺术治疗手册［M］. 黄水婴，译. 南京：南京出版社，2006：95.
② 凯斯，达利. 艺术治疗手册［M］. 黄水婴，译. 南京：南京出版社，2006：51.

创作，但是它完全不关注作品的艺术性，表达才是关键。因此，象征视觉化表达不受限于个体是否具有艺术专业基础，疗愈过程中也不关注作品是否美或者具有艺术价值。象征视觉化表达是每一个个体都可以完成的任务，视觉化表达本身是这个技术的关键。在积极艺术心理疗愈过程中，疗愈师会邀请个体对内在情感、洞见、体验等内在心理实质进行视觉化的表达。

二、积极联想

联想是个体基于现实的基础，加工过去存储于内的表象，形成新联结的心理过程。联想既有认识功能，也有满足个体自身需要的功能。个体依赖于已知的客观现实和已经具有的表象进行联想，但客观的现实和表象仅仅是基础，个体对客观现实及表象的认识和理解才是关键，同一个客观对象，个体对其的理解不同，所产生的联想会有差异。和言语不同，艺术形象表达的具体性具有一个突出的特点，即个体在创作形象时，可能会对形象产生特别的联想。这些联想会促进个体对无意识内容的洞察力和理解力的加深，这些形象还可以生发全新的意义。这是积极联想技术的基础。

积极联想是在积极艺术心理疗愈过程中，疗愈师选择一些故事与个体进行沟通，或者基于个体目前的困境设定场景，引导个体从旁观者的视角对故事或场景进行积极面向的沟通与联想，获得对自我状况的积极探索和揭示。这种联想的探索能够与个体的深层自我相连接，在自我实现倾向的动力作用下，获得积极力量。"当我们在自己的创作和审美体验中更新、扩展心理力量时，创造性艺术为我们提供了一个永久的源泉"①，积极联想正是通过自我表达的形式来吸收无意识的方法，是一

① 凯斯，达利．艺术治疗手册［M］．黄水婴，译．南京：南京出版社，2006：86.

种睁着眼睛做梦的过程。积极联想不是个体主观意识性的发挥，而是无意识在想象的引导下参与其中，无意识之中的内容被推到意识层面，展现在清醒的意识状态中。因此，积极联想具有超越性的机制，是意识与无意识因素之间的合作①。积极联想生成的意象，能够在内在心灵生活中有序发展和转化，个体借助积极联想可以为自身带来自我安慰和积极引导，并经由积极联想，获得意识的升华、人格的扩展、提升和丰富。

在积极联想过程中，个体要与内在产生的意象进行对话和沟通，赋予内在意象以画面、文字或舞蹈等恰当的表现形式，这需要与象征的视觉化表达技术相结合。"拟之在心，象之在画"，绘画等视觉艺术形式是表达内在联想最恰当的方式之一。在积极艺术心理疗愈过程中，疗愈师会引导个体将联想过程中的积极联想用绘画的方式表达出来，借助绘画与无意识连通的特性，个体能够有效识别内在积极倾向，并通过画面得到更深刻的强化和确认。反过来，绘画又可以促进个体进行更多的积极联想。在积极艺术心理疗愈中，绘画的呈现方式能够帮助个体以"旁观者"视角来看待当下的境况。当个体采用旁观者视角时，可以采取客观的态度对画面中的"他者"处境进行分析和思考，推动积极联想的进行，获得对自己已有行为和观念的重新理解，并据此调整或建构个人的思维和行为模式。因此积极联想技术和象征化的艺术视觉表达技术常常结合在一起使用。根据联想的方式和内容的不同，在积极艺术心理疗愈中，通常有空旷地带的积极联想、内在指向的积极联想和时间指向的积极联想三类积极联想形式。

（一）空旷地带的积极联想

空旷地带的积极联想是疗愈师为个体提供具体命题的积极联想，这类命题一般是"开阔地带""自由境地""空旷环境"等具有象征意义

---

① 申荷永．荣格与分析心理学［M］．北京：中国人民大学出版社，2012：93-94.

的命题，个体能在命题联想的激发下，启动内在的积极创造性资源。下面是空旷地带积极联想的例子。

1. 小 Y 的两个我

小 Y 对自己不够自信，不易坚持自己的主见，担心被人嘲笑，很容易被别人的评价牵着走，甚至在作品中去迎合他人的喜好。在下面部分进行之前，小 Y 和疗愈师已经有过工作，建立了良好的关系。针对小 Y 的自我体验和消极感受，疗愈师邀请小 Y 进行空旷地带的积极联想。

疗愈师："当来到了开阔地带，一个完全自由和自主的地方，你会感受自己处在什么环境中?"

小 Y："有一面灰色的水泥墙，我坐在墙上。眼前是一片海洋，海洋的尽头有阳光照着。海洋尽头的太阳底下是另一个我，夕阳西下，落日余晖。"（小 Y 用图 5-1 表示"两个我"）

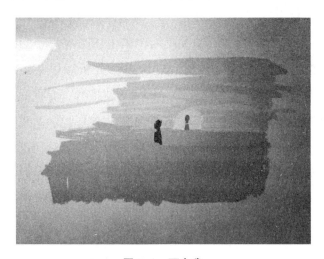

图 5-1 两个我

小 Y 带着自我的感受所进行的空旷地带积极联想，出现了两个我的意象。借助绘画的手段，小 Y 看到了内在自我的不同面向。接下来在疗愈师的引导下，这两个"我"对话。对话中，更多内在声音被小Y所捕捉和听见。

积极联想结束之后，小Y这样描述这个过程：

"当我联想自己飞过去和海对面的自己交流时，眼角有些温温湿意，原来自己一直在那儿等着我过去了解，是自己一直犹豫不定，错过了很多和她对话的机会。也体会到了自己对未知的恐惧和不确定感，其实内在的自己已经告诉我了一切自有安排，不用去给自己那些无谓的压力，放松一点，我其实就是一个会散发光的小太阳，我一直就生活在温暖的阳光中，体会着色彩缤纷的世界。我想好好地抱抱那个阳光中的自己，想说你真的很棒！"

2. 突破限制的小Z

小Z有表达的欲望，专业的学习让她积累了大量素材，但她苦恼于不知如何开始起笔？她总有很多顾虑，她总会以"现在不是最好的时候"为理由迟迟不开始。小Z告诉自己可以做更多准备，收集更多素材，但是拖延不断继续，事无巨细的准备并不能让她更好地开始。疗愈师请小Z进行空旷地带积极联想。

小Z在积极联想中进入一片草地，"周围没有人，也没有路，我觉得我是在一片草地里，我坐着，坐在草地里……在这个环境里，我觉得舒服，因为周围没有干扰，我感受到的是安逸和享受，周围是我最喜欢的蓝绿色，远方隐约有一些红色，可能是花，也可能是果实，大概就是一些标示。当我需要确定一条路的时候，这些标示就是我的指示标，我会选择某一类东西作为我接下来行动的指引。但是这个时候，它们离我还很远，我还不用理会它们。"

小Z用图5-2表达空旷地带的积极联想。小Z在完成这个画面的过程中，疗愈师没有进行任何的限定和干预，只是在一旁安静专注地观察，直到她认为完成并且满意为止。小Z在整个过程中，平静自在，在细节处来回勾勒，整个过程没有和疗愈师进行任何的交流，完全沉浸于完成画面。

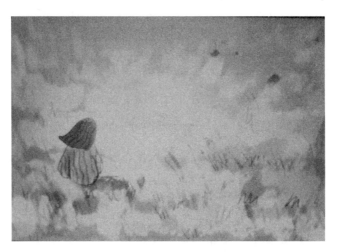

图5-2　坐在空旷草地的安逸和享受

当小Z完成图5-2之后，她关注到自己打破舒适圈的愿望。小Z基于画面和积极联想的过程，觉察到，"蓝绿色系是我的舒适圈，无人打扰是我的舒适圈，幻想自己能够变得更好或许也是我的舒适圈。我知道舒适圈之外有各种可能性，或许是意想不到的惊喜，或许是惊吓、恐惧、悲伤，但我还是希望能够一步步慢慢走出舒适圈"。空旷地带的积极联想不仅让小Z清晰地觉察到内在的局限，并且给予她希望改变和调整的勇气。

小Z回顾时谈道："创作中的自我感知其实很大程度上就是个人内心的自我察觉。我开始尝试正视自己，以及那些曾被我视为'性格缺陷'的东西。虽然我仍然想要去改变它们，但首先我需要接受它们……不同的体验，我感受到了自由和限制之下的连接。"

（二）内在指向的积极联想

内在指向的积极联想是一种开放指向的积极联想，疗愈师带领个体进入深层内在自我，产生当下状态中的内在联想。内在指向的积极联想一般在疗愈师和个体建立起安全、信任的关系之后开展。下面是内在指向积极联想的一个案例：阴郁在土里开出花。

在进行下面部分之前，疗愈师已经和小 G 有过几次的工作并建立了良好的关系。以下是疗愈师和小 G 针对负面情绪的内在恐惧所进行的内在指向积极联想。

疗愈师："试着闭上眼睛，带着对负面情绪的恐惧，我们一起往前走。"

小 G 在积极联想中来到了一片空地。

小 G："坐在地上，45 度角仰望天空。"

疗愈师："正坐在地上向上仰望天空。你试着感受自己坐在什么上面？"

小 G："松软的土地上。"

小 G 积极联想中将自己放在深秋凉爽的土地上。"半夜，周围很空，寂静。"小 G 仰望天空看到了很多星星。她觉得有些焦躁和阴郁，和寂静的环境不是很相融。

……

之后小 G 回顾时说："焦躁和阴郁的感受，这就是我害怕的负面情绪。周围环境很好，我的情绪显得格格不入。我以前害怕，因为不知道怎么处理它们。刚才的体验，好像给了我启发。"小 G 觉得这一次的体验中内在感性的部分被自然地导出，这个过程让她觉得很舒服，感受到了前所未有的轻松，对内在感受开始信任和允许。

（三）时间指向的积极联想

在积极艺术心理疗愈中，将时间作为积极联想的要素，能带领个体从固着当下的困境中流动起来，获得新的自我感受。时间的积极联想是从此时的困顿走向行进的流动。时间指向的积极联想，可以是具体的时间，如一年、十年，也可以是一种指向未来的模糊时间，如未来的某个时刻，或者时间向前行进中所产生的想象。我们来看下面的案例：选择，三维到四维的视角。

小 H 常困惑于创作的时候抓不到方向，比如一个设计概念，在网上看了很多资料，感觉都有很多想法，纠结哪些该选哪些不该选，不知道怎么从很多的想法中排除多余的想法。面对 A，B，C 三种不同的思路和想法，疗愈师请小 H 进行时间维度的积极联想，A，B，C 按照自身的逻辑继续发展会各自长成什么样？小 H 认为，A，B，C 分别会从5-8 左边变成 9 右边。这个时候再看 A，B，C 三个选项，可供判断和选择的线索就变得丰富起来，右边的三个图形，虽然是经由 A，B，C 发展而来，但是它们形成了新的形态，各自的问题和优势会表现得更充分。加入时间维度的积极联想之后，小 H 对原来思路的选择纠结减少了很多，"原来以为不分伯仲的 A，B，C，发展下去特点就凸显出来，选择变得清楚了"。

经过引导小 H 加入时间维度的积极联想，将静态固着的点变成动态演变的形，这种发展维度的积极联想被小 H 进一步扩展到相互间的融合中，使原本的非此即彼转变为积极融合和互通。

三、积极自我意象对话技术

意象（又称表象、心象）是指没有客观对象在眼前时，头脑中产生的心理形象。意象可以用直接的或象征性的方式反映人意识或潜意识

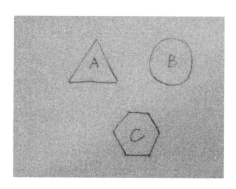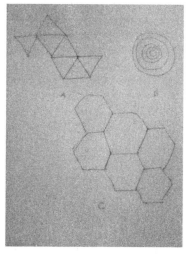

图 5-3 ABC 的分别发展

的心理活动。意象对话技术最早由朱建军等人提出①，在心理治疗中个体和疗愈师利用象征性意象进行交流，以达到了解患者潜意识和解决患者潜意识中心理冲突的目的，意象对话技术可以单独使用，也可以和任何一种心理治疗相结合。积极自我意象对话就是将意象对话技术与积极艺术心理疗愈相结合。积极自我意象是积极艺术心理疗愈过程中与自我相关的积极心理形象。个体在处于放松状态时，艺术体验过程中出现积极自我意象，个体与积极自我意象进行对话，并采用视觉艺术等表现形式，将意象表达出来，以发现和了解积极自我意象的象征意义。

小 L 不敢表达真实的自己，她认为真实的内在是可怕的，不能被人看见。"我总是感觉害怕它出来，但是它是什么，我好像并不知道……我一直在掩饰这个破洞，我害怕别人发现这个破洞，从这个洞看进去，里面破败不堪，但那个才是我。"

---

① 朱建军. 我画我心：图画中的意象解读与分析［M］. 合肥：安徽人民出版社，2008：6-8.

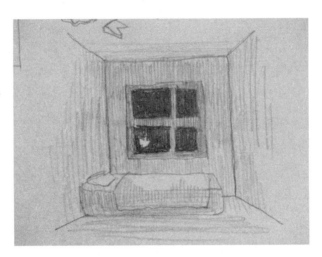

图 5-4　破洞的窗

　　"这是从窗户上的破洞看进去的样子。这个地方令人感觉到荒凉，这是一个很脏、很乱的地方，没有人会喜欢。每个看到这个地方的人肯定都想赶紧逃离。那个瓶子也东倒西歪，站不直。"小 L 如此描述。

　　接下来疗愈师和小 L 一起在图 5-5 的绘画意象上进行对话。

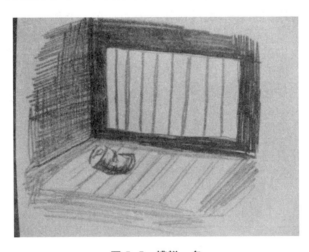

图 5-5　糟糕一角

　　疗愈师："再看看这个画面，和你最初的感受有没有不同?"

小L："虽然有些破败，我之前只是一味觉得糟糕，画出来似乎也没有那么不堪。但是它很灰暗，没人会喜欢。"

疗愈师："我们一起来看这个窗户里面的空间。如果可以的话，有没有什么地方，它可以改变一点点？比如颜色？或者加点什么？"

小L看着画面停顿了一小会儿，然后拿起紫色的画笔，在窗户上涂色，接着又选了绿色，继续把窗格涂满，如图5-6。

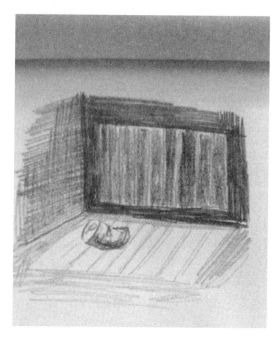

图5-6　糟糕一角窗户有了色彩

画完之后，小L说："刚开始只想涂上紫色，后来觉得多一些绿色也可以。"

"窗户配上紫色之后，感觉怎么样？"疗愈师问。

"原以为它不配有颜色，什么颜色都不配。现在看起来，似乎不一定。"小L说。

"现在这样还有没有想再增加或者调整的?"疗愈师继续和小L在绘画意象上工作。小L看了看画面,拿起铅笔在墙上加了一个小框,随后在框里画了些紫色的图案,接下来用橡皮擦掉了一部分地面上线条。小L解释说:"我在墙上挂了一幅画,地板也干净一些了。地板上只保留了竖着的窗格倒影。"(如图5-7)

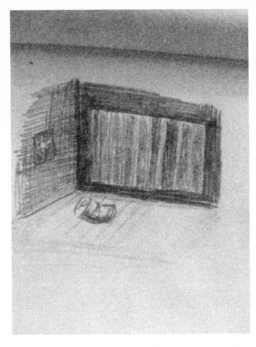

图5-7 糟糕一角墙上有了画

"看看现在还要不要对它继续做些什么调整?"疗愈师接着问。

"我在想是不是可以让它立起来。"小L边说边动手擦掉之前的罐子,重新画了一个站直的罐子。(图5-8)

画完罐子,小L脸上有些轻松的表情,说:"现在这个地方变得整洁一些了,虽然脏,但是脏得有些特点。"小L觉得这个空间的改变已经够多了,"我怕再改变,它维持不了多久,有点担心。"

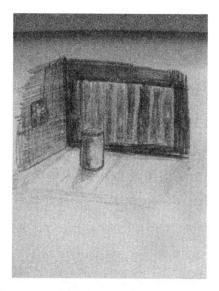

图 5-8　站立的罐子

小 L 对积极自我意象对话过程的感受：

> 在这次过程中印象最深刻的一点是在给小窗子外面涂上颜色的时候，感觉只是一点颜色带来的感觉上的变化就有很大的不同，就是有看到外面其实可以有一些美好的东西，不一定是那种特别明亮的完全正面的好，也可以是某一点的不完全的好。

在基于积极自我意象的对话中，个体逐渐清晰了内在积极自我意象，并且在绘画的象征性表达中，自然地对自我意象进行调整和改变。在这个过程中，个体原本的防御变弱，积极改变在自我意象的对话中借助绘画表达有效地展开并发挥作用。

四、锚定与具象化

感受感是一个包含个体"在特定时间所感知到的聚焦特定主题的

一切内在光环，它不仅是一种心理经验，包含一种对情境、个人或事件的整个身体经验"①。获得感受感是艺术心理疗愈中最紧要的任务。锚定和具象化是针对个体内在混沌的感觉体验，借助视觉艺术表达的形式进入内在经验，通过具象化技术把它传导出来。锚定和具象化技术旨在触及感受感，将隐含的内在感受感外化。

锚定的对象可能是情绪、感受、想法等，在锚定以前，这些情绪、感受和想法不能被清晰界定和描述，个体不能说清楚它们究竟是什么情绪、什么感受或者什么具体的想法，但是这些部分真实地存在于里面，个体能强烈地感知到这个部分，只是不能有意识地辨认和表达。借助艺术的表达，这些说不清楚的东西被准确锚定。具象化技术包括分步具象化、具象化确认等具体手段，分步具象化技术采用绘画等方式将内在突出的感受、情绪具象化。从最强烈、最突出的感受开始，逐步深入。具象化确认技术是从具象的画面回到情绪和感受，觉察感受的变化。下面的案例可以看到在积极艺术心理疗愈中锚定和具象化技术的运用。在后面实务部分的内容中也可以更详细地了解锚定和具象化技术的使用。

1. 恐惧的具象化

"内在的一些创作想法和念头被外面蓝绿色的网格束缚着，这些网格既是束缚也是安全的保护，里面的东西凌乱地挣扎着，似乎想出来，但是又害怕出来，也不知道怎么出来。"疗愈师引导小 Z 聚焦在内在恐惧部分，采用锚定技术，请小 Z 将她所惧怕的内在具象化。她用图 5-9 的画面呈现她所感觉到的害怕失控的内在部分：画面中蓝绿色的力量变得很弱，红色部分变得尖锐而具有挑衅意味，蓝绿色的部分是小 Z 感到安全和熟悉的，线条柔软流动，橙红色的部分棱角分明，小 Z 担心橙红

---

① Gendlin, E. T.. Focusing and the development of creativity [J]. *The folio: A Journal for Focusing and Experiential Therapy*, 1981 (1): 13-16.

色会入侵，赶走蓝绿色的部分。当小 Z 完成图 5-9 之后，花了一些时间停留在画面。小 Z 发现，蓝绿色和橙红色共同存在于画面，有一种内在的和谐，蓝绿色是柔软的，橙红色是刚硬的，但两部分各有各的力量。蓝绿色部分并不会因为橙红色部分而被赶走和消失，它们在这个空间里，各自都有自己的位置。小 Z 说："也许两部分是互补的，原本我所害怕的刚硬的部分，反而是需要的。"

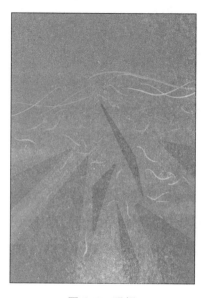

图 5-9 恐惧

2. 困顿的具象化

小 D："有些时候，我会蜷缩在角落里，不做任何的行动。一动不动地待着，好像失去了站起来的力气。蜷缩着，什么创作都做不了。甚至思维都是静止的。"

疗愈师："当你在蜷缩着，一动不动时，周围是什么样的？"

小 D："我在近处的角落里，远远地，有白色的光亮。光很刺眼，我知道应该朝着这个方向去，但是动不了。处于创作呆滞的状态。"

（如图 5-10）

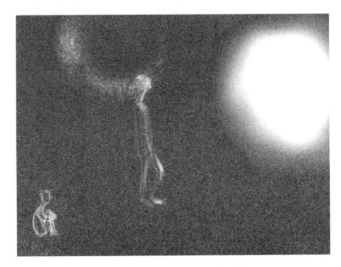

图 5-10　蜷缩的人和白色亮光

疗愈师："远方的白色的光亮，你想去接近吗？"

小 D："想，但是走近它的路很远。我站起来，也很难接近它。"

疗愈师："这段路你觉得不容易走？是有什么屏障或者困难吗？"

小 D："那个光是透过厚厚的墙穿过来的，我要接近它，就要跨过围墙。"

疗愈师："所以是围墙困住了你？围墙在哪里？它是什么样的？"

小 D 画出了围墙和蜷缩的人，如图 5-11。

小 D："她蜷缩在墙角，周围是红色的围墙。白色的光是从围墙的一道门穿过来的。"

疗愈师："穿过这道门很困难？"

小 D："好像也不难。"

疗愈师："让她试着站起来，慢慢靠近门。有困难吗？"

小 D："好像没有，几步就走到了。门上也没锁，很轻松就走过去了。"（小 D 把轻松走过去的场景用图 5-12 表示）

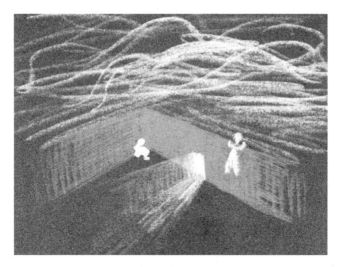

图 5-11　蜷缩墙角的人站起来走到墙边

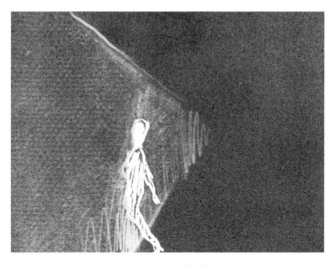

图 5-12　跨过墙的人

五、书写技术

在积极艺术心理疗愈中，疗愈师会请个体用书写的方式整理疗愈的过程。书写在疗愈过程中可发挥整合、稳固、反思、命名等功能，并为个体提供超然的觉察视角，起到巩固和拓展疗愈效果的作用。

整合多种感受。这种书写可以看作是个体内在的一种镜像，写作状态让人沉静下来，纸面好比那"镜子"，用手拂去那镜面上的模糊水珠，个体就会看到自己的真实自我。在积极联想、意象对话、锚定和象征等意识下的工作当中，个体在较短的时间内经历了内在大量的涌现，这些被表达和看见的内在感受需要个体进行一定的整合，而书写是一种很好的整理方式。

稳固无意识洞察的成果。因为在疗愈过程中的内在自我，不断经历着新的发现和洞察，这些发现和洞察是借助表达性艺术的手段将无意识的内容带到意识层面，但是它们有可能重新沉入意识之下，因此借助语言的概念化和意识化工作特征，利用书写将大量无意识层面显现出来的内容在意识层面得到确定。

反思性功能。反思性功能是心智化的重要标志，是个体能够对自己的体验做出反应的能力。书写的过程，有助于个体跳出旧有的感受和情绪，从一个旁观者的角度来看待自己的体验，因此书写的反思功能能够帮助个体在新的洞察发生的时候，更快走出思维惯性，重新整合个人内在经验，将经验转化为资源。书写相对于口语的表达要求更高，它阻止了人在惯性驱使下的运作。这种情绪表达的延迟性会有效地控制个体自动化的情绪反应，而给予自我思考的时间和空间，从而带来思维方式上的改变。

命名内在体验。在积极艺术心理疗愈的过程中，书写的形式能够使个体在艺术表达的基础上识别并了解属于自我的情感和内在的声音，找到和构建属于个人的词汇库，储存一些能够帮助他们表达情绪和感受的词汇，个体能够使用准确的词汇描述自己的情感时，就会具有更好的能力识别、整合、调节自己的情绪，最终形成自己的声音，并且增强个体向重要的他人表达自己的需求以获得需求满足的能力，也能提升个体拒绝曾经伤害他们的东西的能力。

超然的视角。研究发现，在书写中普遍会发生的现象是视角的逐步转变。随着时间的推移，书写某个具体事件的人会对这个事件变得越来越超然。积极艺术心理疗愈中的书写能够促使个体客观地思考自我的复杂情感和成因。

第六章　积极特质与正向情绪

一、积极特质的艺术疗愈

积极心理特质是积极心理学最核心的研究主题。积极心理学建立了积极特质的分类体系，这些积极特质是与个体美好生活有关的人格特质，简称为 VIA 优势和美德体系，包括 24 种性格力量和 6 类核心美德①。个体发现和确认自己的优势性格力量，可以发现自我的闪光点，发展出幸福的能力。

我们吸纳了积极心理学领域感兴趣的积极特质，包括勇敢、韧性、好奇心、力量等，设计针对积极特质探索的积极艺术心理疗愈方案，借助艺术审美和艺术创作的过程，采用积极艺术心理疗愈技术和方法，使用音乐、绘画等艺术形式，在不同群体中推广实践。

（一）积极特质的疗愈主题

主题一　力量

核心主题：力量

---

① 克里斯托弗·彼得森. 积极心理学 ［M］. 徐红，译. 北京：群言出版社，2012：1-4，166，18，170-171.

积极情绪：乐观与希望

积极自我：自我效能感

内在机制：积极情绪的扩展和建构；成功自我归因的效能感提升

艺术素材：富有力量感的音乐与绘画

主题环节 1：我的成功经验

（1）回忆自我成就的情景

（2）在音乐中回忆自我成就的场景画面

（3）绘画主题：树

主题环节 2：成功的自我归因

（1）思考"因为我……，所以这次成功了"

（2）写下成功的自我归因

（3）主题画"树"的再创作

主题二　韧性

核心主题：坚韧

积极情绪：勇气和鼓舞

积极特质：复原力、韧性、乐观

内在机制：积极情绪的扩展和建构；困境解决的自我归因

艺术素材：具有勇气的音乐，如：蓝色多瑙河

主题环节 1：回放机

主题：曾经遭遇最大困难/挫折

问题 1：当时的感受

问题 2：面对困境，我做了什么

回放：现在看当时，有什么体验和感受

绘画主题：动物画

主题环节2：感谢

感谢1：感谢这个经历，带给我……

感谢2：感谢经历中的我做了什么……

绘画主题：为动物画选择一个适合的环境

主题三　选择

核心主题：主动性

积极情绪：振奋感

积极自我：自我同一性、自主性、控制力

内在机制：积极情绪的扩展和建构；自尊与自信

艺术素材：具有紧张感和振奋感的音乐，如：勃拉姆斯第二交响曲

主题环节1：选择与决定

（1）回忆并记录自己选择去做的5件重要的事情

（2）聚焦到1~2个选择的过程，体会当时的感受和情绪

（3）用自由的色彩和构图勾勒出情绪和感受

（4）思考决定你选择的原因（提供价值观选项）

（5）记录下这些原因

（6）讨论聚焦选择背后的自我

绘画主题：人物画

主题环节2：生命线与10年约定

（1）画写出自己生命线

（2）与自己进行 10 年之约定，想象和设计 10 年之后的自己

主题四 积极特质

核心主题：自我价值

积极情绪：力量感

积极自我：优势性格力量

内在机制：积极情绪的扩展和建构；积极特质

艺术素材：具有振奋感的音乐，如：光明行

主题环节 1：我的优势性格力量

（1）介绍了解优势性格力量

（2）找出 3 个确定的优势性格力量

（3）分享优势性格力量在日常中的使用

主题环节 2：我的潜在优势性格力量

（1）找出 3 个潜在的优势性格力量

（2）分析潜在优势性格力量实现的阻碍

（3）确定可以增进潜在优势性格力量的行动

（4）整合

附：优势性格力量的评估条目

1. 存在关于这种力量的拥有感和真实感（"这就是真正的我"）

2. 当表现出这种性格力量时，会首先出现一种兴奋的感觉

3. 能够很快地学习跟这种力量相关的内容并进行实践

4. 当使用这种力量的时候精力十足而不是筋疲力尽

5. 拥有内在的动机去使用这种力量、渴望按照这种力量行动

（二）积极特质的艺术疗愈案例

1. 飞翔的坚持

小R，女生，因为学业压力和人际紧张，参与积极艺术心理疗愈工作坊。因课业增多，小R对学习缺乏信心，学习和人际适应受到影响。

在初始环节中，疗愈师为小R准备的是《如歌的行板》。小R从音乐中听到了流畅—断续—流畅的节奏和旋律感。小R说："流畅的音乐，中间的断续，后来的流畅，我想起和好友的关系，中间虽然有分分合合，但是友谊一直不断线，就像这首音乐的旋律感，不断线的友谊很珍贵。"

在主题环节中，小R进行了"力量"和"韧性"两个主题的实践。在"力量"主题中，音乐唤起小R"明亮、快乐"的情绪感受，她谈论自己最有成就感的事情是从3岁开始坚持练习舞蹈到现在，跳舞的时候她感觉到开心、快乐和投入。她有自己很喜欢的舞蹈家，希望自己也能有这么棒的演出。在这个部分，小R谈及自己小学放弃钢琴的后悔，因此她不愿意再放弃舞蹈，小R觉得自己可以从失败过往中找到积极经验，鼓励自己坚持，发现坚持带来的益处，找到继续坚定的力量。图6-1-1是小R在"力量"主题开始时所画的树，图6-1-2是主题结束时她补充完成的树主题画。对比看到，小R特别在画的右侧增加了树、色彩和文字。在画面的最右侧，小R增加了一棵树，画面右侧代表着未来。小R补充说，这是对自己困惑的一种象征性答案，兴趣和学习在未来是可以共同存在于生活之中的。小R还给两棵树冠涂上了鲜绿的色彩，并增加了一段文字"风清扬，吹拂枝叶，发出清脆声响；光照耀，穿越树叶，留下斑驳光彩"。小R说绿色和诗歌都代表这是一棵夏天的榕树，枝叶繁茂，水分充足，生长有力。

在"韧性"主题中，小R在准备音乐中感受到平静和安宁。在主

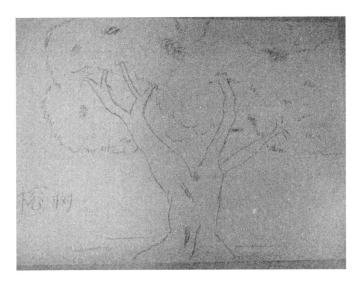

图 6-1-1 开始的树

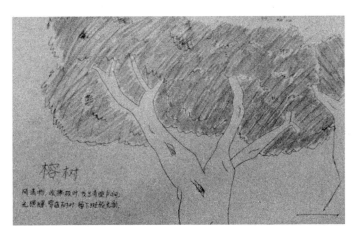

图 6-1-2 结束的树

题部分的积极自我对话中，小 R 谈到困难还是和舞蹈有关，她说刚上学时因为学业和作业压力很大，课外班很多，想放弃舞蹈，有一段时间练习不认真，不积极。一段时间之后主动进行调整，和妈妈商量，找到一些解决办法，之后就坚持了下来。小 R "很感谢这个坚持，以后再有困难，会回想起当时自己的坚持，然后去解决更多的困难。遇到困难，不能逃避，想办法解决才能踏实"。

小 R 在两次主题疗愈结束之后，分享了自己喜爱的一幅油画：

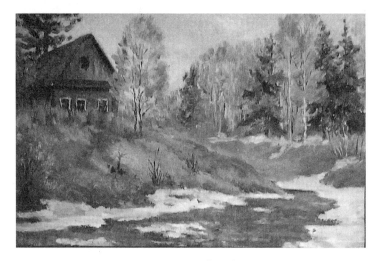

图 6-1-3　小 R 赏析的油画

上面这幅画中的景象大概是秋冬时节，草地一片荒芜，部分树叶已经掉落，剩下的一部分绿叶还在做着最后的挣扎。河水抵不过冷气，被严寒的气息牢牢包裹住。枯树中掩盖着一座灰房子，被这一片毫无生机的景象衬托得同样暗淡。唯有生意的，是还未消融的雪，雪堆依偎在杂草边、树干边……

看到这些，我不由得想到一句话："我一把抓住了西北风，问它要落叶的颜色；我一把抓住了东南风，问他要嫩芽的光泽。"万物有灵，我仿佛可以听到它们在呼啸北风中竭力地呐喊。

如果可以，我一定要与这些植物对话，我要告诉它们："耐得住严寒，经得住打磨，这一切的落寞都是为了来年重获生机。"那些落过灰的生命，那些被隐入黑暗的生命，终能在某一刻释放出惊

74

人的力量，逆风的时候，往往适合飞翔。

2. 托起小猫

小 L，女生。学期开始，情绪低落，学习动力明显下降。

在开始阶段，疗愈师为小 L 准备了带有力量和欣悦感的 *Always with You*. 小 L 在音乐中听到的情绪是热情和欢乐。她谈到了学习的困惑，小 L 觉得自己非常努力，但是结果却很糟糕，她不知道应该怎么做，很困惑。

小 L 的主题集中在"力量"和"韧性"。在"力量"主题中，小 L 在积极自我对话中谈及了英语学习的成功经验，小 L 说自己从三岁开始学习英语到现在没有间断，很有成效，她把成功归因于自己在妈妈的引导下不断践行，同时自己喜爱语言学习，语言是自己的优势智能，而且英语在旅行时能用到，实用性增强了学习的动力，这是很重要的内在动因。在这个环节中，小 L 觉得从英语学习的自我回顾中找回了一些自信，对自己的了解增进了一些。

在"韧性"主题开始时，小 L 描画了一只猫，（图 6-2-1）它是一只迷路的小猫，不知道自己要去哪里，在闲逛。小 L 在这个主题中的积极自我对话中，提到了上学期期末考试。她死磕历史科目，其他科目分配复习的时间不够，最后考得不好，小 L 感觉自己很努力也很累，不想学了，不愿意提起这个事情。但是现在谈起来这件事情，小 L 有了一些新的感受，班里很多同学其实也很努力，同学曾经给自己看过网上打卡学习的情况，"其实并不是只有我在努力，似乎别人更努力，相比起来自己的投入并没有自己认为的多"。而且小 L 说，以自己英语学习的经验，进入新阶段的学习，自己并没有很强的内在动力，只是较为机械地学习，效率并不高。小 L 说："处理问题的时候，可以去看看别人怎么做，学习一种新的方式，打开自己，开放一些更好。不要忘了自己的优势，过去的经验会告诉自己该怎么做。"在结束部分，小 L 在图 6-2-1 的基础上补充完成了图 6-2-2。小 L 加上了一双大手，温柔地托起小猫，小 L 说："小猫的主人找到它，轻轻托起了小猫。"

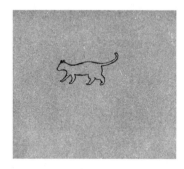
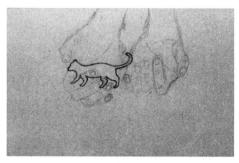

图 6-2-1　一只小猫　　　　　图 6-2-2　托起小猫的一双手

3. 告别孤单

小 Y，男生，说话语速较快，反应敏捷，因人际困扰报名参加积极艺术心理疗愈工作坊。

开始之初，小 Y 有些急躁，疗愈师选择了较为舒缓的音乐作为启动音乐准备。小 Y 表现出了丰富和细腻的音乐感受力。小 Y 聆听音乐时体验到一种"莫名其妙的欢快感，就像有一次和爸爸妈妈去草原，一到草原的那种感受"。小 Y 说这种感受就像是"棕色的，吉他表面木蜡油的光滑棕色感"。这种音乐的感受带给小 Y 美妙的情绪，说到那一次草原行，小 Y 仔细描述了见到草原时不知所起的畅快和豁达感，"也许草原和吉他都带给我自由感，吉他木蜡油的表面，有一些年代感，和微风吹过的草原一样，心头顺滑"。

小 Y 在力量主题中，分享了上学期体育课排球考试的经历。考试排球颠球，开始自己只能颠 10 个，很差，那段时间每天都认真练习，还和几个同学一起练习讨论，互相提醒，经过一段时间的练习，最后得了满分。小 Y 在这段经历中感受到了自豪和成就感，通过自己的努力，把眼前的小目标做好，相信自己，更深入地了解自己，清楚自己应该做什么。小 Y 在韧性主题之后，在原本画的枯树上（图 6-3-1）做了较大修改，如图 6-3-2 枯树长出了新芽，小 Y 在大树旁边画了一个斧头，他说斧头代表砍掉昏庸、腐朽，向死而生的枯树才能焕发出新生。

 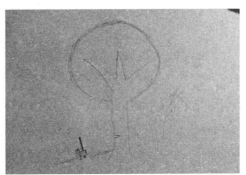

图 6-3-1　一棵枯树　　　　图 6-3-2　新生的枯树

进入韧性主题，小 Y 情绪变得开朗，不再有开始的焦躁情绪。耐心地等着进入工作坊。小 Y 在感受启动音乐之后，画了一条"在水中欢快玩耍的海豚"。（图 6-3-3）小 Y 说，这只海豚独享着与世隔绝的快乐。在随后的主题中，小 Y 回忆了自己过往人际关系处理的困扰，因为不太会处理人际关系，不知道怎么和普通同学相处，有的时候会发生冲突。那个时候小 Y 用了几种办法来帮助自己，一是课间观察别人怎么交往，摸索着学习，然后去尝试；二是当时有个好朋友，会告诉自己怎么做更好；三是小 Y 利用暑假和寒假，创造机会练习交友实践。

经过不长时间的调整，小 Y 就解决了当时的困扰。回忆起来，小 Y 认为遇到问题的时候自己的勇敢尝试和积极寻求解决办法是很重要的。在这个主题的最后，小 Y 再次聆听音乐，他决定重新调整原来的画面。小 Y 重新画了海豚，变成了三只快乐的海豚一起玩耍。（图 6-3-4）小Y 说："人际关系很重要，有了好朋友，才会更开心。认识自己，打开与世隔绝的感受，看到更多可能性。"

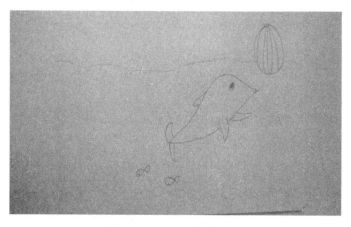

图 6-3-3　游泳的海豚

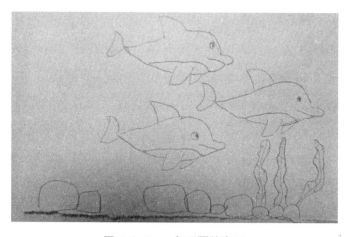

图 6-3-4　一起玩耍的海豚

4. 阻碍见证

小 W，男生，不适应新阶段的学习，情绪波动大，烦躁。

在起始环节中，针对小 W 烦躁的情绪状态，疗愈师选择了舒缓的钢琴曲。小 W 对音乐没有排斥，很快就进入对音乐的聆听和感受。小 W 在音乐中想起小时候和爸爸妈妈一起的场景，那时小 W 的爸爸妈妈常常带着他出去玩，他觉得那时的自己无忧无虑，很快乐很开心。小 W 特别提到音乐中涌出了一种"柔软的感觉"，这似乎是一种很久违的感受。

在音乐所唤醒的柔软感中，小 W 很主动地谈起了自己。"我很喜欢运动，打球是我最好的放松方式，我经常通过打球来发泄和放松，在学校时我心情不好或考试没考好都会去打球，因为只有那样我才能缓解内心的波澜。上周三妈妈叫我出去运动运动，我就带着我的球来到楼下。好久没出门感觉很'特别'，呼吸一下新鲜的空气，感觉真的很好，拍着自己好久没碰的篮球，那一刻真的如释重负，一切的烦恼都没有了，身心都得到放松。运动之后，即使有人不小心踩到你了也不会暴躁，其他的小事都不会上心。"小 W 和疗愈师谈论了科比，"科比和他凌晨四点的洛杉矶……他是我的精神领袖"。第一次结束的时候，小 W 略有些兴奋，他觉得找回了一些久违的力量，"知道自己应该做些什么"。

第二次"韧性"主题，小 W 在音乐中感受到"安静和平稳，自己在夏天的一棵大树下乘凉，安静的一个小天地"。（图 6-4-1）在主题分享中，小 W 谈起了以往篮球训练和比赛的经历。"我代表学校去打区级比赛，首发出场，打满 8 场首发。从入选学校篮球队开始，那三年坚持不懈地练习。不管冬夏，每天早上 6：20 开始训练，春夏秋冬一直坚持。现在回头看，真的是因为自己对篮球的热爱，还有和团队一起打出好成绩的坚定信念。"

在这一段经历的分享中，小 W 重新看到自己在喜欢的事情上的
投入和坚持，看到了努力的自己和内在的一些东西，"我希望能把它
用到更多的方面，比如现在生活中遇到的困境"。小 W 选择在大树旁
边添加了一个石头，小 W 说，"当树很小的时候，这个石头是一个阻
碍，当树一直生长，长大之后，石头就不再是一个阻碍，变成一个过
往的见证"。（图 6-4-2）

图 6-4-1　夏天的树

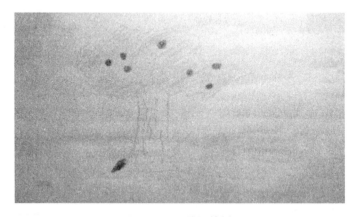

图 6-4-2　结果的树

5. 开花的树

小 Q，初二女生。说话语速很慢，对问题回答的反应和思考时间长。当疗愈师提出一个问题时，小 Q 可能会盯着老师看几分钟，才慢慢地开口说话。其他人的反馈是"这个孩子很安静，人多时从来不主动说话，比较内向"。

在第一次启动环节中，小 Q 对积极艺术心理疗愈的过程提了一些问题，比如会有什么内容，怎么安排等。小 Q 还特别问道："如果不想说话，可不可以不说话？"疗愈师对小 Q 的问题进行了仔细的解答，并且强调了"自主、尊重和允许"的参与原则。

小 Q 进入音乐的过程很快，启动音乐刚开始，小 Q 就闭上眼睛静心感受。小 Q 的音乐感受是"安静、内敛"，她觉得自己当下的感受有一些沉重和紧张，这可能是学习和人际关系带来的，她并不确定。她希望可以慢慢尝试，打开自己，走进去一点。

在力量主题中，小 Q 画了一个枝丫分明的树干，这是"一颗平静的，等待发芽的树"。（图 6-5-1）小 Q 上学期期末英语考试，全年级第一，这是小 Q 进入新学校之后感觉最成功和自豪的事情。小 Q 自述原因有两个方面，第一虽然刚进初中的时候，自己英语成绩并不突出，第一年的学习过程中英语老师给了很多鼓励和肯定。第二，老师的正面肯定，会让自己很愿意在这门功课上努力，不断调整学习方法，老师的鼓励对自己很重要。在力量主题结束的时候，小 Q 选择重新画了一棵树，这棵树的树干部分变小了一些，每一个枝条上都开出了花朵，树冠变得茂盛，整幅画面色彩温暖柔和。（图 6-5-2）

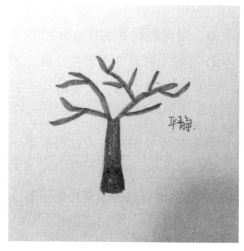
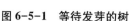
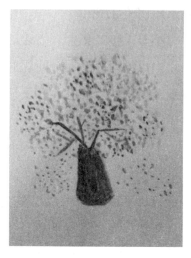

图 6-5-1　等待发芽的树　　　　　　　　　图 6-5-2

第三次，韧性主题。小 Q 这一次的交流明显变得流畅。在这段主题的音乐部分，小 Q 感受到了欢快的情绪，她画了一只快乐的小兔子来代表自己感受到的情绪。（图 6-5-3）讨论关于挫折的话题时，小 Q 讲述了自己在小学的时候，被最好的朋友背叛的经历。小 Q 提到，自己当时特别难受，这个朋友是从幼儿园开始就一起长大的好伙伴，刚得知朋友的背叛时，小 Q 很无助，不知道为什么会发生，她感觉自己很受伤，"有一种两眼一抹黑的感觉"。冷静了几天，小 Q 没有找到原因，于是她决定要去找这个朋友说清楚，"说清楚之后我就不再难受了，她有她的处事方式，我不认同，朋友就不做了"。当讨论现在回忆这个事件的感受时，小 Q 说："我很平静，没想到这么平静。那件事情发生之后，我就没有再去刻意提起过，以为提起就会很难过。今天再说起来，已经不觉得难过了。倒是觉得自己当时的做法很对，当时的勇气很赞。"而且小 Q 没有因为这个事情而怀疑其他的同学，因为"她只代表她自己，每个人是不一样的"。

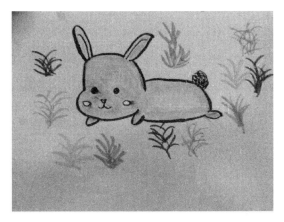

图 6-5-3 快乐的兔子

在最后整理环节中，小 Q 带了两幅速写画给疗愈师，（图 6-5-4，图 6-5-5）她说前者是她最初的心情，那个时候压抑、沮丧；后者则是现在的感受，小 Q 在这幅画的下面写道："与其抱怨命运的不公，不如把命运掌握在自己手里。即便失败，也虽败犹荣。"

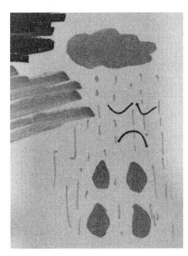

图 6-5-4 压抑沮丧的心情

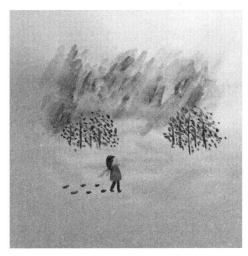

图 6-5-5 虽败犹荣的自己

6. 重拾勇气

小 X，男生，初二年级。

在起始阶段的音乐体验中，小 X 提到自己偏爱的古风音乐，即兴推荐了一曲音乐欣赏。小 X 谈及在听古风音乐时自己所体验到的空灵感，干净而清朗，似乎天地间只有自己的存在，能够感到天地间独舞的畅快。在清幽的古风曲目中，小 X 想起了曾经参加的一次户外拓展活动，活动中的攀岩项目最初让他紧张害怕，他不敢完成。当时带队的老师和身边的伙伴给他提供了极大的支持和鼓励，最后他勇敢地完成了挑战，让他对困难应对有了重新的认识。小 X 不知道为什么会想起这段经历，但是在回忆的过程中，自己能体会到"内在一些消极和负面情绪的消退"。

在力量主题的音乐中，小 X 对音乐的感受是"严肃和镇定，似乎有一丝隐含的愉快"，描画了图 6-6-1。小 X 讲述了自己参加暑假夏令营的经历。小 X 天生怕黑，夏令营的一个项目是要完成一项"黑暗一分钟"，即在黑暗山谷里完成一分钟的探险任务。当时也可以选择放弃这项任务。但是小 X 在队友的支持下，克服了对黑暗的强烈恐惧，圆满完成了任务，在山谷里还看到了蝙蝠。在这个过程中他体验到满足感、好奇和刺激。因为自己的勇敢（可以退缩和放弃，但自己没有），坚持没有半途而废，而且克服内在强烈的心理恐惧，是一种对自我的超越。

这个部分的主题工作结束之后，小 X 体验到了一种轻松感，情绪在不知不觉中得到释放，这种释放让他能够畅所欲言，并且高效率地去完成其他方面的任务。小 X 在结束部分，为原来的树加上了红色的果实，并且添加了"秋日的阳光"。"这是一棵秋天的树，成熟的果实挂满树枝，它很轻松地享受着秋日的阳光。空气里都是成熟果实的芳香。"

在韧性主题中，小 X 谈及自己刚开始住宿时的困难。刚上寄宿学校的时候，小 X 性格内向，不怎么能与其他人相熟，不适应学校生活，心里难受总是躲起来哭，做什么事情都提不起兴趣。当时小 X 并没有让这个过程持续太久，他主动向自己的朋友寻求帮助，还和宿舍同学一起谈论想家的感受，发现宿舍同学和他一样，都很想家，都不适应。慢慢地，想家的情绪自然就变淡了，他心里告诉自己："调整自己，既来之则安之。"在这一段经历中，小 X 深深地感受到他人的陪伴所带来的力量，"这是人生中特殊的经历，我从中收获了成长和有益的经验"。

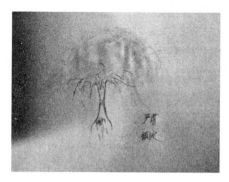 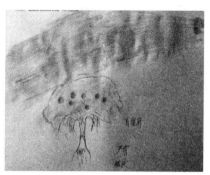

图 6-6-1　一棵严肃镇定的树　　　　图 6-6-2　秋日阳光下结果的树

在分享结束之后，小 X 画了一只快乐的小狗，小狗有一个安全的庭院，可以自由活动，累了就能回到温暖的狗窝休息。"这是一只勇敢的、常常让人觉得温暖的小狗。"

二、正向情绪的艺术疗愈

作为培养人的有机和整体反应方式的一种教育，艺术审美和创作关注人的全面发展，在艺术审美和创作过程中个体是一个完整有机的整体[1]，多种知觉通道共同感知、加工和整合信息，在艺术审美和创作中个体所接受和把握的是一种完整形式，在这种完整形式中蕴含着节奏

---

① 朱光潜．朱光潜全集（4）［M］．合肥：安徽教育出版社，1987：143-145．

性、平衡性和有机统一性。在传统的智育为先的知识教育和技能培养中，个体所接受的教育只关注教育对象智能的发展和知识的获得，忽略个体的感性发展，阻碍个体与外界多形式的感性交流，与此相伴的情感交流、精神激励和心灵滋养也会受到阻滞。在艺术审美和创作中，个体所有的感官通道处于开放状态，沉浸于美的氛围中感知和体验，将自我体验融合到各种感官官能知觉中，在这种整体有机的反应方式中，个体能够感知和建立起与他人、自然和外界之间的关联，也能在同自我的连接中捕捉到内在丰富的情感体验，个体内外处于自然、和谐、融通的状态，这种状态是诸多积极心理能力得到自由发展的一种准备。在一种自由和谐的整体有机状况中，个体对情绪信息的捕捉与感知、对情绪的理解和反思、情绪的升华激励等感性能力进入充分发展的准备状态，因此艺术审美和创作所培养的人的有机和整体反应方式为个体发展提供积极准备状态。

本节介绍情绪专题的积极艺术心理疗愈实务，呈现借助音乐、绘画、舞蹈、戏剧等不同艺术审美以及具象化艺术表达等方式实现的情绪感知洞察和整理观照，以及个体在积极艺术心理疗愈中体验到的愉悦升华和心流沉浸的积极情绪。

（一）情绪感知与洞察

积极艺术疗愈的艺术审美过程着力于以体验为核心的心理能力培养，这种心理能力有助于发展个体丰厚的感性，感觉、知觉、想象、情感、直觉是人的感性能力的主要内容，这些感性能力作为综合性的直觉体验能力和情感交流能力不仅在个体审美和艺术活动中起重要作用，也是个体在社会生活中洞察他人情绪、感知自我情感的一种能力。情绪的感知洞察力是识别自己和他人情绪的能力，是个体"意识到自身的情绪以及自身对该情绪的想法"①，即感受发生时能够识别到感受的发生。个体的情绪感知洞察力本质上是情绪的直觉体验能力，情绪感知洞察力是心理领悟及自我理解的关键，能够注意到自身和他人的感受。

积极艺术疗愈实施过程是促进人的感性能力发展，培养人感知情感的能力，在个体与外界相互作用中不断提升感知洞察力。在《美育书简》中，席勒写道："灵敏的感觉是我们认识世界的手段，它可以改善我们的审视力从而对生活的质量发生作用，而且它本身就能唤起审视力的美感。"② 感性教育，在艺术体验中引导个体亲身体验和感受周围世界，使自己的感觉活动在感知和适应美的模式中锻炼和提升，进而形成对自我、他人和外界敏锐的选择能力和感受能力。在审美体验中促进人的感性能力发展，培养人感知情感的能力，个体在与外部世界的相互作用和交往中不断提升情绪的感知力，在不断丰厚的感性能力中涵养和提高个体的感知洞察力。

　　《黑夜中》这首歌伴随了我高中四年每一个心情不好的黑夜。

　　再一次听到这首歌的时候，其实心情没有想象中的像之前那么难受和复杂，但我也的确回忆起了之前的氛围。当熟悉的音乐响起的时候我习惯性地闭上了眼睛，想到了之前结束晚自习跑到美术馆天台上吹风，看着眼前的实验室、居民楼还有商场逐渐熄灯的画面，我也的确想到了当时的心境——很复杂，我不知道我是否可以如愿去到想去的大学，感觉自己的未来像眼前一样漆黑一片，以及面对即将毕业离开熟悉校园的伤感与对未来生活的迷茫。

　　这首歌再次把我带到了之前每一个惆怅的晚上，但是这一刻我

---

① 丹尼尔·戈尔曼. 情商［M］. 杨春晓，译. 北京：中信出版社，2010：55.
② 席勒. 美育书简［M］. 李光荣，译. 重庆：重庆出版社，2008：63.

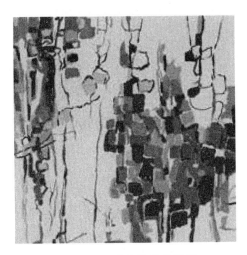

图 6-7-1　蓝色和幸运的星

感受到的是幸运。虽然面对前途我仍然迷茫，当时我很开心进入了想来的大学，并且已经快一年了；我也仍然和之前的许多朋友在一起念书，也时常回忆起之前的日子，所以这次品味过后没有想象中的忧伤，虽然也有些许复杂与惆怅，但体会到更多的是温暖、幸运与幸福。

画面选用了蓝色为主色调，因为我觉得黑夜带给我的感受就是重蓝色，并且"blue"也代表着忧郁，但是这一次的忧郁其实没有很高的比值，重蓝色过于沉重，所以用了更加明快的蓝色及紫色，星星点点的粉代表着幸运与幸福。画面的方块与线性代表着复杂的情绪，以及袭击而来的种种回忆，形成画面。

——品味音乐《黑夜中》

跃动的音符，水滴落下形成钟乳石般的电音，构成了一个绚烂缤纷的世界。聆听这首歌时，仿佛就置身于那个色彩绚烂的奇妙世界。平静下来，感受自我。先是感受到了一种愉悦的心情。我喜欢

CRAZY 这样的音乐，让我拥有积极而并不冲动的情绪。专心眼前的事，专注于眼前的生活，而不累赘地思考自己将来会何去何从。在这时间里，我感受到自己对于地球的渺小，也感受到自己相对于蜉蝣、蝼蚁的伟大，整理过去的一些纷纷扰扰，并与"她"——过去的自己和解。

察觉自我，同时感知周围。

歌词中不断重复着旋律美妙的"You make me feel so"，思考人的七情六欲。思考生命珍贵，思考人非圣贤孰能无过，摆平一些冲动的自己，清空网络带来的戾气。最后，像 QQ 格言那样做到对着绚烂的生命欢呼。

——欣赏歌曲 *CRAZY BEAUZ/JVNA*

这首译名为"在黑夜中独自曼舞"。每每听到它时，脑海中就会浮现出这样一幅画面：晚风轻拂，水面泛起阵阵涟漪，红日渐落，映红了天。粉色的火烧云定格在空中，一人在水边独自曼舞，看不清他的面，只有与前景融为一体的剪影，迈着轻盈的步伐翩翩起舞。此刻，已经超越了时间的概念，时光不再匆匆流逝，只剩下蛙鸣风声。一人，孤独却享受。哀而不伤，他的舞伴，是自然。我在欣赏这首歌的时候，能从浮躁中抽离，平静下来。此刻，我感受到身边的一切真实，能感受到我还活着，体会到我的生命。

——赏析歌曲 *SLOW DANCING IN THE DARK*

（二）情感整理与关照

个体常常陷入日常情绪感受，特别是悲伤、难过、抑郁、焦虑等负性情绪状态中，造成各种各样的困扰。应对和处理情绪困扰是重要的心理能力。应对和处理情绪困扰的关键之一在于对内在情绪的识别和理解，掌握情绪理性化的能力。情感意识有两种区分性概念，即非反思的情感意识与反思的情感意识①。当处于非反思性的情感意识时，个体的情感经验在非自觉的状态，不能明确意识到自己的感受，沉溺甚至淹没于情绪状态中，此时个体与情感之间没有任何距离，无法客观理解、反思或者解释情感，处于完全被动的情绪中；当处于反思性的情感意识时，个体不仅能从内在体验到情感，更重要的是可以在体验的过程中反思情感，此时个体与情感之间保持着一定距离，在感受和接受情感的基础上解释、反思情感。当处于反思性的情感意识时，个体就在对情感进行理解和恰当处理。

在审美中个体组织情感，使情感具有明晰有序的直觉，体验到情感的有序化和对象化。在审美过程中，个体情感冲动通过对象化、有序化变成了能够被理解、可以交流的一种形式，这正是丹森所提到的反思性情感意识，个体在审美中赋予不确定情感以确定的、可理解的形态。同时，审美过程中个体将具有内在统一性的感性材料进行组织，把过去积累起来的零碎和无序的情感经验加以重新整合，从而获得了一种对自我经验更新的感受与体悟。审美中的这种反思性情感意识用于个体日常情绪调适时，能够将内在莫可名状的情绪外化、客观化，理解和反思内在情绪，情绪被合理关照，正如以下所呈现的个体在艺术体验中对自我内在情感的整理和关照。

片断一

时代少年团的《相遇》。时代少年团是我很喜欢的一个青年偶

_____

① 谭容培. 论情感体验与情感表现 [J]. 湖南师范大学社会科学学报. 2004；33（5）：34-38.

像组合，他们的歌曲都内涵深刻且歌词很符合青年的身份。我常常会在他们的歌曲中找到自己的情感共鸣。

《相遇》这首歌主要讲述了少年们在遇到不同困难时遇到彼此，并一起走出困境的励志故事。我在听的过程中，感受到了少年人无畏的勇气和友谊带给他们的力量。他们在歌曲中表达的精神深深地感染了我，歌词里的"我陪你俯瞰大地，看遍爱和失去"也让我想到了我身边的朋友和高中集训时候的经历。

我的家乡是一个小县城，我们这些孩子从小到大接触的都是同一个学校的同一批人。所以我和我的朋友们也认识了至少有十年之久，时间长于年龄的一半的友谊总会更加牢靠，在我心情不好时，我的朋友总会细心地安慰我，当我遇到困难时，他们也会想办法与我一起面对。高中集训之后遇到的朋友，陪我度过十八年来最艰难的一段时光，我们一

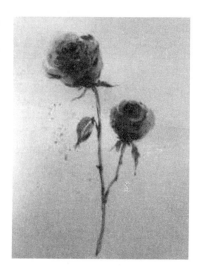

图 6-7-2　两朵玫瑰

起从早到晚地画画，一起搬画具参加各大校考，心情崩溃的时候互相加油打气，像是歌词里写的"快乐和痛苦都一定同感"，我们一起度过集训中所有的困难，最后也都如愿以偿地考上了不错的大学。

我的经历与《相遇》中描述的故事很像，都是一群人遇到友谊，完善友谊，克服困难挫折的普通故事。时代少年团队长马嘉祺说过："原来我们好像真的很熟悉。"作为与他们同为少年人同为

学生的我，能在他们的歌曲里找到共鸣似乎也是一件意料之中的事情，希望这份共鸣持续的时间更长一些，在有限的共鸣中寻找无限的可能，与他们一起成为更好的人

我选择了水彩这一表现形式。因为水彩的质地轻薄，易于表现。玫瑰是我很喜欢的一种花，并且《相遇》这首歌带给我的感觉就像是荆棘丛中的玫瑰独自绽开并越发鲜艳。在绘画的过程中，我的心情十分舒畅，耳机里放的歌曲也帮助我获得更好的心情及创作体验。作品完成后，内心油然而生出一种满足感，看着一张白纸从无到有：画面上的两朵玫瑰争相开放，我的心情也随着歌曲的播放而变得越来越积极。这是一次很成功的创作体验。

片断二

欣赏 Claude Debussy 的《月光》时，我感到十分的平静祥和，这是一首优雅的交响曲。当我闭上眼睛静静地听音乐时，我仿佛看到了一片静谧的蓝色森林，森林的深处有一片静谧的湖，一个少女在湖边翩翩起舞，银白色的月光洒在湖面上、少女的身上、地面上……音乐起伏仿佛是少女的舞姿在月光下时隐时现。我也随着音乐渐入佳境，心

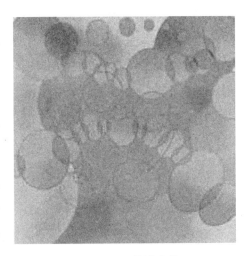

图 6-7-3　静谧森林

情越来越平静、愉悦，音乐仿佛带走了我所有的烦躁和焦虑，只剩

下美好的画面。

片断三

倾听《云村的风》纯音乐，风不经意间吹拂，柳絮在风里飘扬，雨滴滴答答地落下。耳边的旋律有节奏地律动，好像陷进了音乐本身，恍惚间意识到已经很久没有和自己独处与和解了。眼中浮现的大一时所经历的迷茫与徘徊期以灵动的色彩、气泡和线条落到纸面上，是那么的真实，又是那么的虚幻。无疑，给自己少许时间沉淀。在音乐中浮现了许多被忽略的琐碎与点滴的回忆，让我沉浸在独属于自己的时光里，使自己感受那些生活中的亮与光。落笔时的思绪交织、环绕，像沉入漫漫海底与鲸鱼相遇，又像闯进梦幻深林与麋鹿玩闹，是那样的美好。好似住进了自己的梦里，怎么也分不清是音乐融化了我错综复杂的思绪，还是我沉浸在了那无言的音乐中不肯离去……我只是恰恰喝着冷饮，静看窗前竹叶，舒缓的音乐节奏中伴随着些许竹林中传出的鸟鸣。我闭上双眼，去感受它带给我从未有过的宁静。彼时，我与此拥抱，沉浸其中……

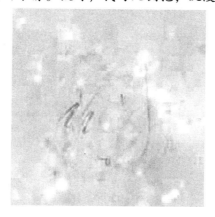

图 6-7-4 云村的风

（三）心灵愉悦与积极升华

个体欣赏美的自然、艺术品和其他人类产品时，所产生出的一种愉快的心理体验，即审美愉悦。不同于一般的感官刺激，审美愉悦是更为持久、强烈的高层次精神愉悦，只有与个体的心灵相似和相通的审美对象才能产生审美体验，来自视觉、听觉等高级感官的审美愉悦，一直贯穿到心理结构的不同层次。审美愉悦享受持续时间长，出于愉悦奖赏中的个体将正向情绪体验扩展到更多方面，让个体在一段时间内处于积极心境中，是一种积极心理享受。在审美体验中个体普遍感知到的审美愉悦，是一种积极情绪体验，与一般的快感并不相同，随着审美体验的深入，积极情绪的程度也进一步增强，越深刻的审美体验，带给个体越强烈、越持久的积极情感和正向反馈，个体在审美中充分享受着积极情绪带来的愉悦感，这是一种普遍、持久、强烈的积极感受，使人产生精神层面深刻持久的愉悦之情。在欣赏一件艺术品或者某种自然美时，个体拥有浓厚的兴趣，并沉浸其中享受精神境界中的愉悦，在活跃的整体意识中获得轻松、自由、深沉的快乐。审美"把带有野蛮性的本能冲动和情感提到一个较高尚的、较纯洁的境界去活动，所以有升华作用"[1]，这种升华作用实际上是个体对情感经验的运用和加工。在审美体验的升华过程中，个体对情感经验的运用分成外源性情感经验加工和内源性情感经验释放。外源性情感经验加工是学生通过视觉、听觉等感官感受对审美对象在想象和理解等不同层次加工升华，是个体对审美所获得的外源性情感经验的创造性运用。同时，每个个体所体验的审美过程是极具个性化的，只有那些与自己内在心灵情感相一致和相感通的审美对象才能使他们体验到精神上的审美快乐。在这种个性化的内外相通过程中，

---

[1]　朱光潜.谈修养[M].桂林：广西师范大学出版社，2004：121.

个体内在的情感经验获得释放，此时内源性情感的释放不是简单的情感宣泄，而是情感价值的提升，是自我意识质的更新，个体体验到自我实现。在审美中，无论是外源性情感经验的加工还是内源性审美情感的释放，都是一个新的精神高度的愉悦，是一种更加复杂高级的对内外情感经验的积极运用，个体在审美的精神性愉悦中发现自我、超越自我，获得内在升华和自我实现。

1. 赏析周力老师的《桃花源：迹之二》

画作中粉色调子主导下，青黛色若隐若现，隐约能看出暮色中远山倒映在水面的形态。画作上呈游丝状的小线条呈现出一种尖锐的转折，成功地对画面进行了分割和组织，并且为其增加了一层光感，这似乎是接近心迹的、精神性的状态。同时，线条与画面中的粉色团块形成一种动势，这种动势的轮廓却又自然地消失在粉色的背景中，我想到了中国传统绘画中所讲究的"气韵"。画面给我一种轻盈的感受，有一种具有穿透性的质感。正如其名字"桃花源"一样，我联想到代表着春天的桃花，联想到生命，也很难不想到在《桃花源记》中武陵人泛舟进入溪谷所看到的景象是否就如画作一般。《桃花源记》中有着古人观看自然、观看世界的方式，画作带给我的感受也是这样，既蕴含着一种对理想自然的憧憬，又警醒着个体去思考如何在当今环境中保持自我的生命节奏。

2. 赏析现代舞作品影像《一撇一捺》

我喜欢抽象的东西，现代艺术作品似乎有许多具备这一特征。《一撇一捺》就属这类作品。我在去年的七月曾在现场看过这部作品。这次回看影像，让我想起当时在现场观看的情景：我买了第二排的票来看仰慕已久的舞蹈家谢欣女士的作品，那也是我第一次进到国家大剧院。进入演出厅的第一感受是惊讶——这个厅也蛮小的。从小在不同的场合看到这个标志性建筑"国家大剧院"，理所当然地认为它很大，原来，它的内部有好几个厅，还有公共空间，并不是一个厅占据着整个建筑的。我又笑笑自己，哪里的剧院不是分好几个厅，国家大剧院只会更多。灯光渐暗，表演正式开始了。影像中也像我当时在现场观看一样，能听到舞者的呼吸声。我不由一阵感慨，回忆起在现场时，听见我最爱的舞者在台上呼吸。那时真的很激动，演到热烈时我甚至哭了，为一个并不知道其含义的作品哭了。

这就是艺术的力量吧。曾经很长一段时间，我不明白艺术相比于哲学对人类发展的优越性在哪里，但在那个瞬间我明白了。感性对人的能量极大，许多时候我们不需要问为什么，也不需要严密的逻辑推理，即便不知道作品的含义，或者本来就没有具体含义，当我们看到听到，就能受到某种震撼，产生某种情绪。

3. 赏析高更作品《我们从哪里来？我们是谁？我们到哪里去？》

这幅画是 19 世纪后印象主义的代表画家高更的作品。该作品用画家的话来说："其意义远远超过所有以前的作品，我再也画不出更好的，有同样价值的画来了。"整个画面长达四米半，高更不是在绘画中创造另外一个世界，而是映射我们的内部世界。这是一个原始的、可能的世界，在这个世界里，所有形象可能不再按照它本来的逻辑排列，绘画的技巧无关紧要，构图灵活自由。画面中真正占主角的是色彩，不是借助明暗对比，而是用色彩对比来表现距离感和深度感。作品使用大面积的平涂，利用大量黑色和深色，加强画面的神秘感。色彩用法也异常大胆，最远的地方反而有着最鲜艳的颜色。在一片青绿色的暗山和树木的映衬下，蓝色天空的左右延伸处却随心所欲地变成了咄咄逼人的黄色，这与画面前方同色系的男女人物相互照应，形成一种虔诚的原始崇拜的神秘气息。画面色彩单纯而富神秘气息，平面手法使之富有东方的装饰性与浪漫色彩。在斑驳绚丽、如梦如幻的画面中，暗寓着画家哲理性的对生命意义的追问。这幅画是高更创作生涯中最大的一幅油画，反映人的内心对人生疑问的哲理性巨作。

这幅画是画家对人生的总结，也代表着他最后的彻悟。放逐自己的高更，带着现代文明人的烙印，只能在精神层面去追逐自己心灵中的人类乐园，但他要承受文明人无法解脱的迷茫、忧伤、困惑和焦虑。他把这种种复杂的感情凝聚在具有象征意义的绘画形式之中，把人类原始的记忆，真实的现在以及遥远的未来都浓缩在画面上。把"认识自己"这一人类的千古哲学命题，通过自己的画笔做了一次象征意义上的解答，也让自己的灵魂得到解脱和升华。

作为对高更这幅画的欣赏，我的画面由泡沫组成，色彩明快轻盈，我想通过画面表达，无论我们是谁，从哪里来，到哪里去，在这个庞大的世界里浩瀚的宇宙中，我们只是其微小的组成部分，但哪怕我们只是渺小的一部分，我们也要放平心态，就如同画面中的泡沫一般轻松愉悦地度过，也许我们无法摆脱伤痛与死亡，但我们也要勇敢地去面对，就如同泡沫不惧怕破灭一样，在破灭之前，要活出精彩的、五彩绚烂的人生。

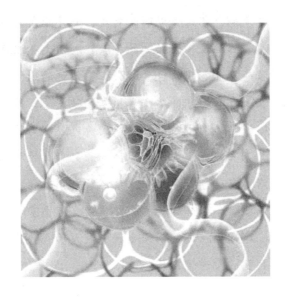

图 6-7-5 不惧破灭的五彩泡沫

4. 赏析马克·夏加尔的绘画作品《玫瑰花束》

这已经不是我第一次看到这幅画了。第一次看它时是在上海久事美术馆的马克·夏加尔的画展上，这幅作品深深地打动了我，我一直保留在相册里。这次在相片里再看它，我由衷地想把我品味它的过程写下。花对你来说它的意义是什么，答案可能会游移不定，但对夏加尔来说，它们就是充满幸福光芒的生命，助我们忘却生活的悲剧，让我们无法割舍。

夏加尔的这幅《玫瑰花束》，充满了丰富悦目的色彩，体现了他天马行空的想象力与艺术创造力，对花卉的描绘表现了其强烈深沉的情感与灵感。夏加尔的人生画卷包含了纷乱的战火、颠沛流离、挚爱离世，但他的色彩表现、传递的是爱的真谛与信息，歌颂生命的美好。细细观摩《玫瑰花束》，我们不仅可以从视觉上感知到他心情的雀跃、浪漫的性格，更能读出夏加尔坚强的信仰、朴素而纯真的本质，以及面对逆境乐观而执着的精神。马克·夏加尔所带来的是一个爱与色彩的世界，是一场独一无二的艺术盛宴，会给我们每一个人呈现心中的"爱"、眼中的"世界"和画笔下的"梦"，似乎走进他的世界，就不再有阴暗的角落。

这幅画给我带来的最深的感受就是，面对困境应适时地从痛苦和烦恼中挣脱出来，积极地寻求改变不利现状的新途径，就像夏加尔一样不断充实、展现自己，去享受美好的人生。当然夏加尔的《玫瑰花束》对我来说还有更深层次的意义，那就是永远不要失去浪漫的能力。这个浪漫不单单是指恋爱，更多的是，对于世界的好奇和探索，阅读和书写，天真的想法和骨子里的善良，对于生活来说必要的仪式感，以及拥有面对恶意和黑暗的事物能愤怒和反抗的能力。坚守自己的浪漫，用非必要的事物来拯救自己。要一些海风、夏天的雨，要低吟的音乐和沉浸的电影，要在心里点燃一盏烛火……

5. 赏析华宵一的舞蹈剧目《罗敷行》

《罗敷行》讲述的是农家采桑女罗敷，外出采桑、劳作时的愉悦之景。时而轻快地飞腾，时而神采飞扬，时而陶醉忘我，表现出罗敷采桑时的一系列美好情态和劳作时的愉快心情。关于罗敷，有一个流传至今的美谈，她路遇使君，使君想强占罗敷，于是罗敷用自己的智慧对他进行了讽刺，使君知难而退。罗敷的形象，是智慧、勤勉、美好的化身。在舞蹈剧目中，罗敷如汉乐府《陌上桑》中所写那般"青丝为笼系，桂枝为笼钩。头上倭堕髻，耳中明月珠。缃绮为下裙,紫绮为上襦"。服装、道具都配合得巧妙贴切。加上桃李杯舞台惯有的打光方式,华宵一袭水蓝色的服饰、柔软的腰肢、出色的身韵,《夜雨双唱》那细腻温婉又不失大气悠扬的配乐,我们仿佛真的看到了那位忠贞美丽、智慧勤勉的罗敷,于我们眼前翩然起舞。正如《陌上桑》中所说"少年见罗敷,脱帽着帩头。耕者忘其犁,锄者忘其锄。来归相怨怒,但坐观罗敷"。我也忘却了时间,沉醉其中,随着她愉悦,对着她跳动,随着她穿越溪流,绕过青山,一路行,一路舞,我安安静静地看着,内心却激动地起舞,甚至在她每一次高潮舞动的时候,泪水夺眶而出。

我看着这支舞,内心又是激荡,又是一片柔软,好像这么多年来,那份舞蹈情结还在心中不曾泯灭。

美好的事物,永远是最动人最引人热泪盈眶的啊。

美丽的生命,永远引人静静驻足无限回味啊。你看那生命,璀璨如歌。

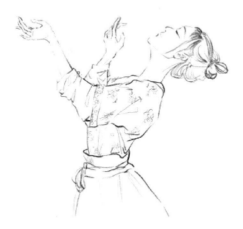

图 6-7-6 翩然起舞的罗敷

（四）沉浸感与创作心流

在积极艺术心理疗愈中，个体会经历艺术创作的过程，这个过程不是以艺术作品的产生为目的，而是借助艺术语言沟通内在。在艺术创作的过程中，个体很容易在沉浸于艺术创作状态时突然感到自己内在的精神性得到了延伸，顿时获得了力量，感到超然和宁静。这种创作过程中的感受被称为高峰体验，也被称为心流体验。心流体验是个体在内在动机驱使下从事具有挑战性和可控性并且需要大量技能的活动时，体验到的一种主观状态，是"意识和谐有序的一种状态"①。处于心流体验中的个体会经历强烈、集中的注意力，行动和意识的融合，此时个体能从容应对局面，完全控制自己的行为，并且体验到时间感的暂时消失和来自行动本身的内在奖励，此时人似乎进入一种静息状态，处于人的各种潜能和谐运动的那样一种无限的状态。这种创作过程的心流体验和沉浸感是一种极具力量的平和情绪，具有很强的心理疗愈作用。

1. 心流沉浸之一

　　我是一边在听着音乐，一边动笔画的。音乐的旋律不断进入脑海中，手上的笔凭着感觉，似乎有点无意识地凭着本能画出了这些线条，意识引领着大致方向、指挥着操作，眼睛则观察着画面，感受着这些线条与颜色有没有逐渐形成构成感。逐渐发觉，音乐的旋律带给我的感受好像不知不觉间就通过这些蜿蜒的线条传达出来了。这让我感觉挺神奇的，因为我好像看到了两种截然不同的艺术语言之间的对话与交流，也让我又一次地体会到了两种艺术语言各自独特的表达方式与各自的魅力。整个过程有输进有输出，输进为

---

① 米哈里·契克森米哈赖. 心流 [M]. 张定琦，译. 北京：中信出版集团，2008：65-66.

听觉，输出为视觉。听音乐本身已经带来一定的缓解与治愈，而输出与表达的过程更像一种宣泄与释放。所以整个过程下来会发现自己心理上的负担与压力变得轻松一点了，这一天也更充实更有价值感了。

2. 心流沉浸之二

沉浸式的创作会让人进入一个全新的境地，我喜欢将这样的境地比作弥漫无尽的水面，也就是这系列图像名字的由来。绘画的过程是探索的过程，空白的画面可以生发出无数的可能，就像水面上升起各色各样斑斓绚丽的气泡，戳破任意一个，就会移步换景，展开一个全新的世界。

创作中的生命摆脱了一切的束缚，只剩下自由与圆满。

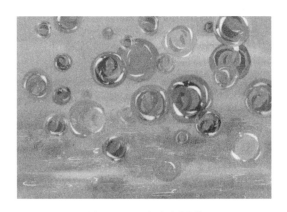

图 6-7-7　自由和圆满

3. 心流沉浸之三

沉浸体验来自泥塑，我发现进入沉浸状态是需要一段时间的。

当我坐在我的泥塑前，心情渐渐归于平静，然后全身心投入作品的时候，便开始了我与我创造的'生命体'之间的交流了。手上的动作不曾停下来，但我丝毫不觉得疲惫，只想一直做下去……每次我沉浸其中都会感到时间过得那么快，而且我对外界的感知会变弱。同学和我说话我听不到，甚至走到我的身后了我都不会注意到。沉浸感使我感到平静、陶醉，每次获得这种感受，都发现自己的工作效率变得极高，直到走出这种感受才会有疲惫感袭来，但与此同时也会生发出一种满足感、幸福感，会让我觉得充满自信。

4. 心流沉浸之四

独自面对光影折射产生的美感，像是坐在湖边的岸上，平静和谐。光穿过威士忌玻璃瓶、穿过装着彩色液体的香水和透明的塑料，折射成不同的特殊的光路。在描绘这些光束时，心情多是平静的，在静谧的环境下产生内省，痴醉在迷离的光线内。描绘折射，就像是在打开不同抽屉里的自己。当开始绘画时，如同纸巾浸入水，慢慢渗透自己。意识和身体不再分开，紧密地结合。当光束不变，时间感开始游离，自我消失，好像世界只剩下这一些物理性的折射光束。

在同样的光线下，透过不同颜色的威士忌瓶子，光束开始产生变化，便诞生了绿色调和粉红色调下的作品。在变调之时带来的心理上的情感变化也是特殊的，绿色调让人感到静谧神秘，在粉红色调下的作画时段里令我感到温暖与纯粹的快乐。

5. 心流沉浸之五

这幅作品记录了我在"禅绕画"创作中的心流状态。我常常很紧张，享受不到快乐，但在画这幅画的时间里，好像所有的焦虑和多余的思考都慢慢平静了，对于结果不再期待，只关注在蜡笔一层层地叠加上，只看着颜色本身就让我很快乐。作品中一个小人在舞蹈，迸发出绿色和黄色组成的花束，绽放出阳光。这幅作品是我在草地上晒着太阳创作的，希望温暖的感觉留在画面上。

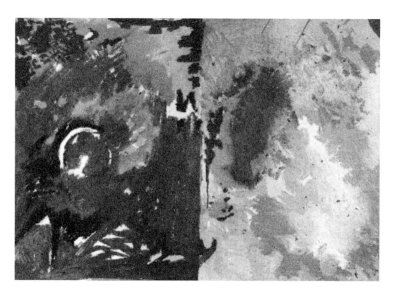

图 6-7-8　绽放阳光的花束

6. 心流沉浸之六

生活在我们的皮囊里，就注定了我们成为不了别人。无论是生活，或者是学习，我们始终都在孤独地思考着，尤其是作为创作者，更是一颗孤独星球，一个人经历挣扎、困惑，又一个人迎来灵感迸发，一个人享受炽热的快意流淌全身的感觉。

当我沉浸的时候，我的世界真正变得只有我一人，时间的流逝、空间的变换，或是旁人的呓语，我全都不在意。还在灵活运作的只有我的大脑、我的眼睛、我的双手。

思绪时如狂风，时如骇浪，席卷我的感官只愿为它倾尽全力；时而如死水，如泥潭，让我深陷，既是沉沦也是迷恋；时而如火如光，也让人靠近得情不自禁。

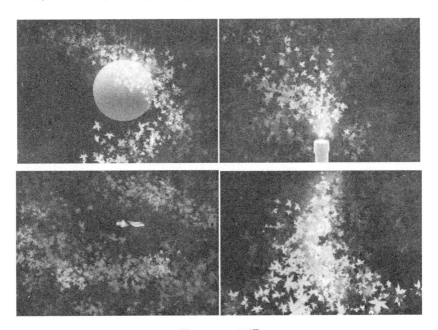

图 6-7-9 沉浸

7. 心流沉浸之七

水在平面上自由地流动，深沉的蓝色象征着平静的海洋。我的心透过手，笔在腕中随着流动的蓝色，由近及远。我不曾尝试控制笔和水的方向，只是允许心随着它们流动。

平静的"海洋"，偶尔会被"波澜"打破。我让心轻轻地放过那些"波澜"，将蓝色的笔迹融入这平静，凝结在心流之中。

我没有设定绘画的时长。在绘制的过程中，观察自己的内心在寻找平静时的变化。我不急于找到那平静，除了工具之外，我没有设定更多的限制。我甚至会闭上眼睛，体会笔在纸上接触的动作。这过程，由迷茫逐渐适应，进而感到解脱，在那一瞬间，我体会到平日里不常见的安宁。

于是，我及时停住外部的动作，让心继续体验这内在的安宁，守住这安宁。

第七章　创造性的积极艺术心理疗愈

积极艺术疗愈会唤起创造性的生命力能量，艺术创造是创造力最典型的类型。我们提出艺术创造力的核心和可能存在阻滞。创造力就是生命力，有着内在的生长、成熟、衰退和凋亡。希望、意志、能力、个性、爱与关怀、智慧是创造力内核动因，每个动因可能因为诸多因素而受到阻碍，进而使个体的创造性受阻。针对创造力阻滞开展积极艺术疗愈，以唤醒和促进艺术创造力，但其中的疗愈是指向更为普遍的一般创造性和生命活力。

一、创造的成熟状态

生命是一种流动，创造也是。作品既是一种新的生命体，它来自一个成熟的有机体，即创作者，而又独立于它的创造者。创造的停滞和阻碍，可能是因为个体尚未达到成熟的状态，或者是从一种路径到另一种路径上的流动不畅。

成熟状态是什么呢？创作者处于成熟状态时，他/她不仅具有个性、独立性和勇气，个体还能够自我确认。创作不能进行，可能是个体对自我的犹豫，缺乏产生新个体的勇气，就像思考成熟的夫妇决定生育一个孩子，并不是因为原始的生物本能，也不是因为社会期望的枷锁，仅仅是作为独立和成熟的个体，希望自己的生命有多种形式的延续，并已做好各种可能结果的应对。个体创作作品时，若仅仅认为创作是任务，或者是为了社会名声，为了获得一些外在认可，这都说明个体不是成熟的艺术家。只有那些真正具有成熟心智的创作者，他们有自发的创作冲动，有表现的内在积累，创作的过程只是创作，只是表达，这样的创作才是一种成熟的形式。自我确认则是对自己所创作的作品有足够的信心以及足够喜爱，它是因创作者而产生的，但又并不完全等同于创作者本人，个体能够充满欣喜地看待所创造作品的发展和变化。

创造疗愈案例之一：从讨厌到喜爱。①

小 L 这样描述创作中的阻滞感："我无法在有其他人和我在同一空间时创作。如果在我创作时其他人在我旁边，我本来脑子里想要画的东西就会突然混乱，然后就找不到，画出来的东西就会变得很假，很僵硬。有时候甚至只有自己在的时候，也会自动地联想到有其他人去观看我作品时的想法。想到这些，我就会把自己想表达的东西扭曲再扭曲，加上一些表演性质的矫饰，然后出来的东西我看上去就觉得很假，不是我想表达的，没有意义。但是我又没有办法完全真实地表达。这两种情况一直影响着我，有时候甚至怀疑自己是不是能创作，觉得自己不会画画了，感觉画得都很死板，我看自己的作品总觉得像是看别人画的东西，跟我自己无关。但是当我决定不画，放弃的时候，我又觉得我心里有一些东西还是想要出来，就像是舌头舔到牙缝里卡的东西一样，明明感觉到那里卡了东西想要弄出来，但是拿了牙线之后就找不到是哪个牙

---

① 特别说明：

为维持保密原则，并同时顾及积极艺术心理疗愈过程的真实性原则，所有案例涉及的个体信息及身份情况均已采用化名处理，所呈现的作品均为原作的再复制。下同。

缝，一直卡在能感觉到的位置上，但是就是弄不出来。"

1. 带着壳的创作冲动

"我能强烈地感受到内心中的创作冲动，特别强烈，就像中间红色的小心脏，它强有力地跳动着，我知道它很想出来。但是，它的外面似乎有着一层黑色的壳，硬硬地将它完全包裹住。不管多么强烈的冲动，似乎都不能挣脱这层外壳。其实，这层壳既是在阻止它，也是在保护它。我害怕它出来。

因为害怕，所以即便它要出来，我也会伪装再伪装，掩饰再掩饰。最后它出来时的面目已经完全不是它本来的样子。我很讨厌这些伪装和掩饰，因为表达的根本不是想要表达的。但是我不敢不加伪装和掩饰来呈现。我总是在矛盾中，我就不敢真实地呈现，我也讨厌虚伪的面目，而内在那个冲动又强劲有力，似乎有非出来不可的意思。"

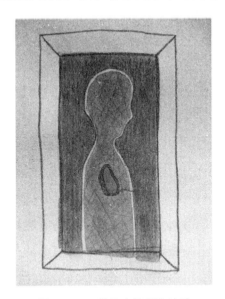

图 7-1-1　带着壳的创作冲动

小 L 在谈及对图 7-1-1 画面的感受时，说话声音明显增大，怒气冲冲，愤愤不平。小 L 特别强调，当自己在创作时，如果周围有人，就会不自觉地产生非常强烈的生气的感受。"当我在创作时，有人在身边，不管是谁，我感觉别人看见我的思路和想法的时候，我就会特别生气。只要他者在场，我就会生气！这个时候，我就想要砸碎手里正在进行的创作，或者砰地关上门。"

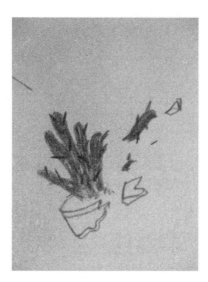

图 7-1-2　生气和愤怒

在疗愈师和小 L 讨论生气和愤怒的情绪从何而来时，小 L 说："害怕或者不愿意让别人看到自己的创作过程和思维过程，不希望别人知道自己想什么。我觉得别人一旦了解我的真实想法，我就不安全。所以不能让他人了解自己。"小 L 觉得别人看到自己的创作过程，就会知道她所做的粉饰和遮掩，就会看到自己的真实想法，这种暴露让她觉得很不安全。小 L 看到不管是掩饰作品还是创作过程中的封闭，最核心的创作阻滞是不能让内在真实的自己被他人看见和了解。正因为如此，小 L 害怕在作品中呈现真实的自我，也害怕自己的创作过程被他人窥见，而知晓自己的掩饰和扭曲。创造力的自我力量和创造冲动被禁锢，原始的创造力和勇气受阻后成为破坏力和阻滞。

2. 松动和萌芽

疗愈师请小 L 探知在创作过程中体会到安全感的瞬间或者场景。小 L 这样描述:"当我在描绘一些不太明亮、不那么开阔、比较自然的场景,然后里面只有一个或两个人时,有安静的氛围,会感觉比较有安全感。好像是在一个山洞里,外面正在下小雨,她在这里很安全,也很温暖。虽然周围有些黑,但她并不害怕。现在看起来也稍微有些无聊,似乎没有更多事情可以做。这是一种我觉得安全的环境。"(如图 7-1-3)

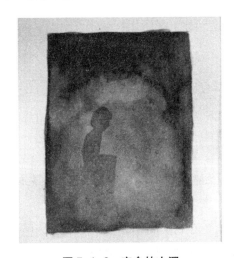

图 7-1-3 安全的山洞

小 L 提到当自己体验到比较热烈的情绪时,如狂喜、热情,就特别不敢表达。小 L 认为这些热烈的情绪表达出来会不受欢迎,因为在记忆中,自己小时候有这样情绪时,就会被呵斥,这些热烈的情绪是不被允许表达的。这时小 L 特别提到自己的一个梦境。这是一个让自己害怕的梦境,但是她总有冲动想把这个梦境画下来,因为在这个梦境里有自己很强烈的情绪。

小 L 说:"我试着画过,但是并不真实。(图 7-1-4)我当时做不到,不敢呈现真实的梦境。那个白色裙子的小姑娘是为了掩饰而画上去的，这不是真实的梦境。这个小姑娘的出现，完全干扰了梦中的感受。"

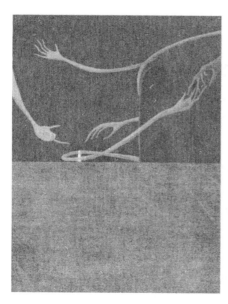

图 7-1-4　掩饰的梦境

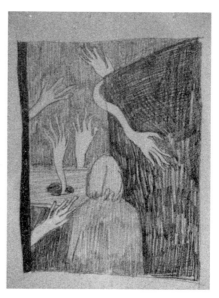

图 7-1-5　真实的梦境

在疗愈师的引导下，小 L 愿意尝试一次"真实的呈现"。(图 7-1-5) 画画的过程很顺畅。小 L 先画了最下方人的背面，然后画出了图中右边部分，最后画了中间和上面部分。画完之后，小 L 有些惊讶，她说："我一直以为梦里的感受很可怕，我有强烈的情绪，我不知道那是一些什么情绪，但总觉得很强烈。我以为把这些可怕的梦境画面画出来是不可能的。没想到毫无遮掩地画出来，画面看上去竟然有些可爱。现在看起来完整的描述也没有特别的负面。"

有了真实表达梦境的经验之后，疗愈师和小 L 开始讨论创作中的恐惧和愤怒。小 L 用图 7-1-6 表达内在创造动力和恐惧之间的关系，其中红色部分是创造力和内在自我，黑色部分是恐惧和愤怒。小 L 用左右两侧的图表达创造力和恐惧的动态关系：当创造力和内在自我弱小时，恐惧和愤怒就会显得强大，压倒创造力，自我不敢表达，当自我拥有勇气时，就会具有力量，这时候恐惧和愤怒就会变得越来越小，再也不会成为阻隔。小 L 还特别强调，恐惧和愤怒不会自动变化，内在自我才是主导。

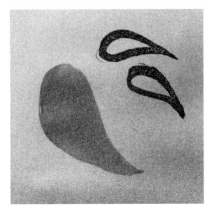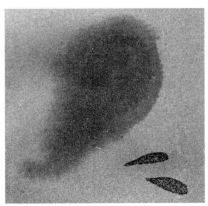

图 7-1-6　创造力和恐惧的关系

在艺术心理疗愈的安全空间中，小 L 尝试表达和呈现原本的惧怕和回避。这种积极的尝试为小 L 提供了自我觉察的新视角。过去固有的自我观念，在艺术心理疗愈的空间中开始松动，弹性和积极的自我在萌芽。这一阶段结束之后，小 L 的积极书写也反映了这种内在的感受：

又一次画那个手的噩梦时，发现其实可以不必因为害怕暴露内心而那么紧绷，让自己状态更轻松毫无枷锁地去表现时，画面很容易地就会很生动也很有特点。原本我以为呈现出来的应该是明亮和开阔的，似乎并不是这样，不一定明亮和开阔，表现可以是各个不同面向的。

3. 作品与作者

小 L 认为的自己和作品之间的关系如图 7-1-7。碎片代表一件一件的作品，碎片前的人是创作者。创作者的自我是由背景里一个一个的创作碎片即作品构成的。作品组合成了那个"我"。创作者和作品之间相互支撑、构建和组成。

我觉得我的作品的内在生命力在于真实不加掩饰的表达中的趣味，我和作品内在生命力的关系像一种映射，也就是当我创作时，我只是把自己正在注意到的某一个点映射出去。我在我和作品的关系的思考当中，打破了我原来的没有特别意识到的把自己本人和作品表达混为一体的想法。

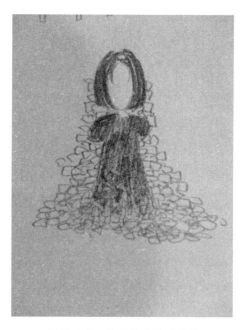

图 7-1-7　作品构成的"我"

"自我完全等同于作品?"疗愈师向小 L 提问。小 L 思考之后回答:"好像不全是。"之后,小 L 对自我和作品的关系进行出了新的思考。小 L 认为作品应该是创作者的投射,创作者是左边的样子,根据不同的创造需求,映射产生不同的作品。每一个作品都是由创作者生成的,但是创作者并不等同于作品的叠加。(图 7-1-8)

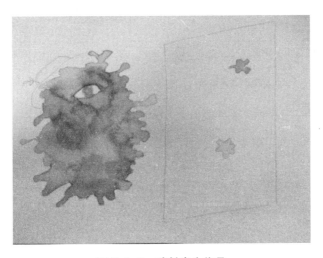

图 7-1-8 映射产生作品

"作品不是创作者自我的复刻,而是创作者的思想、情感诉诸某种形式而产生的新的部分",小 L 用图 7-1-9 来阐述这种关系,小 L 认为作品带着创作者的印记和情感,但并不是创作者本人,当作品产生之后,创作者会像对待属于自己的新生儿一样,对其充满了期待和喜爱,"他不再害怕别人从作品身上窥见自己,他对作品蕴含着希望、期待,期盼着它能突出和发光。"小 L 特意在图 7-1-9 右边深色部分多添加了一些星星,代表希望、期待和闪闪发光。谈到这里时,小 L 喃喃自语道:"原来我把作品和我混为一处,事实上并不是这样……创作者看到作品时,应该感到充实和不空虚,期待它发生,希望它发光,存在即美好,是一种满足、欣赏和爱。"

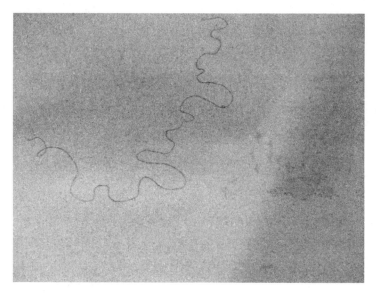

图 7-1-9 生成而非复刻

小 L 饶有兴致地重新画了图 7-1-10 来表达自我和作品之间新的关系。自我的一部分映射出一件一件的作品,这些作品拥有自己的形态和生命力,它们在创作者看来,各自精彩,熠熠生辉。这些作品是自我的一部分,但是并不等同于自我。自我因为有了这些作品的点缀、装饰而不断更新,自我和作品之间不是单向的,而是互相给予和滋养。自我爱着这些作品,也爱着自己。

在这一部分的艺术心理疗愈过程中,疗愈师从创作者和作品的关系入手,运用积极艺术心理疗愈的方法,从作品组成创作者自我这一认知入手。小 L 在疗愈过程中不断自我启发,扩展自我和作品的关系。更重要的是,小 L 在这一过程中,发现了自我对作品的期待和爱,也是自己对自己的期待和爱。积极的内在自我得以进一步肯定和强化。

在交流中注意到了作品对我的影响,之前可能会更单向地对于

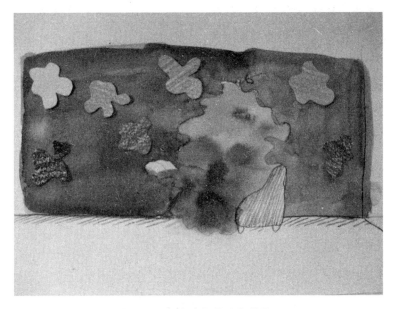

图 7-1-10　自我与作品新的关系

作品有画面表现或情绪宣泄上的期待，但忽略了作品的存在本身对于我而言也有一种像朋友一样陪伴和滋养的意义。作品自我的生命力还可以来自创作过程中表达媒介非常随机呈现的一些意外的效果或者是作品经过一定时间的成长积累，自己具备了一定的性格气质，令人在继续创作时不能够无视。然后就会变成创作者和作品共同完成后面的作品。

小 L 画了名为"角落"的系列小画。（如图 7-1-11）小 L 描述这个系列小画时提到，

原本那个我认为杂乱不堪、不可见人的角落并没有多么糟糕，也并非不可见人。这个角落安静地待在自己的位置，紫色的窗户爬着绿色的藤蔓，角落里的瓶子舒服地待着，光可以进来，但它不一

　　定明亮。这是一个安静、舒服、整齐、有自己颜色的角落。它在一间房子里，它不害怕别人进来，它也可以出去。更多的时候它自己待着，在郁郁葱葱的树丛里。

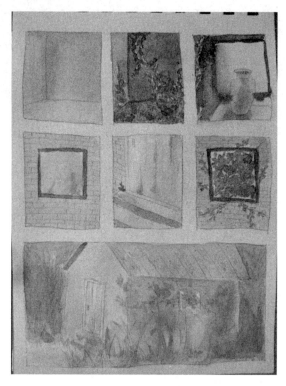

图 7-1-11　角落

　　和第一次的角落相比，这幅画可以看到小 L 内在自我的巨变。这幅系列画里，房子不仅有窗户，还加上了门，这是一个非常重要的隐喻。门和窗户象征着小 L 内在与外界的沟通，门上小 L 画上了门把手，带着门把手的门表示小 L 从较强的防御意识，拒绝他人进入转变为一定程度上欢迎别人进入自己的世界，放下过度的防御，愿意与外界沟通。内在自我和外界建立起了连通的途径。角落里面的阴影不见了，取而代之的是窗户上的藤蔓,藤蔓的装饰为空间带来了生命力。这个自发的创作画鲜明地反映小 L 内在自我的积极转变。

4. 走向自由的创造性

最后部分的工作,疗愈师和小 L 围绕自我和环境的主题展开。这个部分刚开始时,小 L 对自我和环境关系的感受显得很紧张。"在环境中,个体就像一艘船,随时准备着迎接拍打过来的浪和各种暗礁,她必须紧紧地抓住船桨来对抗,不知道下一个浪什么时候来。"从图 7-1-12 的画面可以看到,这艘船横在浪花前面,这是一种对抗和挣扎的姿态,小 L 看到画面时,意识到这种对抗,小 L 说:"这个小人一直在和环境对抗,多累啊……原来她大部分的精力都用来与浪花抗争,没有浪花的时候她也不能放松,因为不知道下一个浪什么时候来,随时紧绷着神经。"

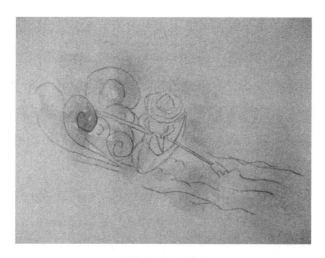

图 7-1-12 对抗

疗愈师:"画里的小人可不可以不那么累?"

小 L:"如果她把船头调整一下,顺着浪花的方向,或许来了浪花的时候,就像冲浪一样,这样会好很多吧?"

疗愈师："如果她的船头调整到顺浪的方向，每个浪花来的时候，她可以做什么？"

小L："她可以像玩冲浪一样，不用像现在这样紧张，如临大敌，浪花不会淹没她，大小不同的浪花，会带来不同的体验，可能还挺好玩的。"（图7-1-13）

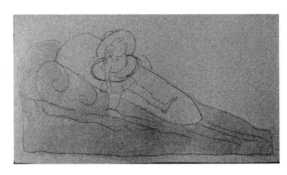

图7-1-13　顺应浪花

小L把积极联想用画面表现出来，画面上的人不再蜷缩着身体，不再惧怕和紧绷，她开始有一些期待浪花的到来。小L说："如果她是以对抗的姿势来面对浪花，浪花就是狰狞和恐怖的，因为浪花会吞噬她；当她换了一种姿势来面对浪花时，浪花变成了值得期待的惊喜和不确定，这个时候就不再有敌对。浪花并没有改变，也不可能消失，但她可以改变姿势，这样一切都会随之改变。"

之后疗愈师继续引导小L进行积极联想，不断发现个体在环境中的可能性和环境的丰富性。小L最后用图7-1-14来表达内在积极意象，环境中出现了植物、鱼等丰富的元素。"这些一直都在水里，只是之前她很紧张，眼里只盯着浪花，其他的无暇顾及"，小L补充道。事实上，画面中的这些元素象征着小L环境中的资源和滋养，小L意识到并看见这些积极部分。同时，图7-1-14的小人开始在水中游泳，身体舒展自在。小L说，"原来她觉得要待在船上，才能对抗浪花。她一直紧

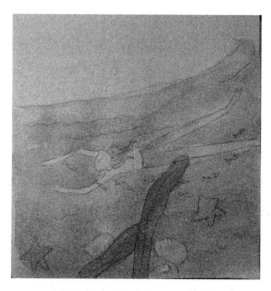

图7-1-14　丰富的环境和游泳的人

抓着船桨，没有精力去做任何事情。每一次与浪花的对抗都耗费心力，更让她心累的是，没有浪花的时候她也无法放松，似乎威胁随时会来，这种等待对抗的姿势持续地消耗着她的能量，让她筋疲力尽"。进行到这里的时候，小L从画面转向自我的觉察："原来我只觉得累，这个画面让背后的真相跃然纸上。"

　　上述过程，我们看到当小L和环境的关系从对抗转向顺应（船头方向的调整）再到积极发现资源，自我的姿态也从紧绷到舒展再到自在，主观的环境也从敌对的威胁变为有些趣味的参与再到可滋养的丰富资源，其间发生了一系列积极的疗愈，而基于艺术的积极联想所产生的隐喻和象征起到了重要的作用。

　　小L疗愈的积极书写：

　　参加工作坊最开始我想解决的问题是创作时一种暴露自我的恐惧，它导致我的作品总是非常狡猾地绕过我真正渴望表达的东西，变得非常不真诚，让我自己都感觉到陌生，仿佛不是我自己画出的东西。

在第一次工作坊的交流过程中，我意识到那种掩盖真正情感和想法的力量来源于恐惧和愤怒，而恐惧和愤怒的对象都是我的母亲，她曾经撕碎我的日记并且把碎片铺满我的书桌，还有非常非常多类似的事情，导致我从小有了一种无意识的思维：即使是日记这样私密的东西也是不安全的，不管在什么样隐秘的情况下表露出自我真实的情感与想法都会被攻击和被伤害，只有隐藏真实的自我才能生活得安宁和安全。所以我的自我一直习惯于隐藏。进入大学之后，我逐渐意识到了那种恐惧的存在，我想去解决和压制恐惧，但反而又招致了越来越多的愤怒，这些恐惧和愤怒只要在我需要进行表露时就会出现，因此才导致创作虚假的困扰。

疗愈师没有从恐惧和愤怒入手，而是让我从打开内心一点点开始尝试。于是我画了一个布满灰尘的角落，一个破罐子很麻木地躺在那里，那是一个好像永远都不会变的脏角落，让人只想远离，我也并不想关注和靠近它，但是疗愈师却一步步引导我把它变成了一个窗外有了色彩，墙上有了小画，地面变得干净，最后小罐子也像新的一样站起来了的地方。这让我逐渐意识到，也许不是愤怒和恐惧太强大，而是我的自我放弃了使用自己的力量，只要它尝试用一点力气就会发现站起来不是很难。各种情绪与想法没有好坏与对错，都只是自我的特点。当我开始接纳恐惧与愤怒，把好的坏的想法与情绪都看作是特点，我发现它们都可以从敌对的位置转换到我的位置，甚至成为作品的趣味和生命力的来源。

接下来，我们又探讨了我和我作品的关系，起初我并不明白为什么要思考这个关系，我认为我创作了作品，作品就是我的一部分，这是非常显而易见的关系。但在疗愈师逐步提出更多问题的过程中我意识到，我并不是破碎的，并不是由作品们慢慢拼凑起来的一个人，我是完整的我，作品只是我当下思想的映射，作品所组成的是我的艺术创作意象。

接纳恐惧和愤怒，让自我尝试使用自己的力量，把"我"和我的"艺术创作意象"区别开。这两点提示对我来说非常非常重要，前者让我从小时候的思维里找到了走出来的路，让我看到我的自我其实并不是羸弱无能的，只要她意识到自己的力量，站起来，就会看到恐惧和愤怒的力量并没有那么大，而不需要刻意地去对抗表达的恐惧；后者更是让我看到，作品并不是我本人，观者所能看到的也只是我的艺术创作意象，所以创作时真实的表达并没有我内心所想象的那么危险。

在最后一部分，作品和环境的关系思考中，我发现我对于环境中的诸多因素都十分敏感，而我以往习惯的做法也是像对抗恐惧一样对抗这种敏感所带来的种种，所以在环境的变化中常常要花费大量的精力去维持自己内心的"平衡"，我用在大海中划小船的感觉去形容这种对"平衡"的依赖，所有环境中变化的因素就像是随时会击来的一朵朵浪花，大海是一个无法选择的背景，浪花也是常态，我非常恐惧翻船。疗愈师引导我去思考有没有可能把维持平衡所耗费的精力用在别处？我和环境之间有没有可能变成别的关系？于是我开始思考，恐惧翻船是因为觉得大海无边，失去小船会淹死，会"丧命"。疗愈师告诉我，"丧命"的感觉代表着"失去自我"，这使我恍然大悟，对于小船和平衡的需求其实还是一种对于自我力量的不自信或不了解，觉得自我无法在变化的环境中生存，所以才会自己给自己枷锁，希望永远保持着一种不变的安全状态。当我试着让小人儿接触到水，不必要的内耗减少了，我感觉到非常痛快和欢畅，甚至觉得环境中的一些因素可以成为小人儿前进的推力。

疗愈师帮助我解决了困扰我许久的创作中恐惧透露真实自我的难题，绘画形式的隐喻思考也给了我足够的安全感，让我感受到了作品反向给予我的力量。工作坊对我最大的影响是让我看到了自我的力量，一层一层，从小罐子站起来有了自我力量的觉醒，到学会欣赏自我的个性和特点从而地接纳她，再到最后小人儿尝试进入水中，对自我的力量有了更多的自信。这会对我迎接即将到来的未知的工作生活有非常重要的积极影响。

二、选择与放弃

原始的创作冲动生成创作雏形，创作的进展不是沿着一条主线直接到达终点，创作雏形在时间发展中可能会经历停滞、偏离或者倒退。如人类的童年潜含着不同的人格面向，创作的雏形包含着诸多可能性，随着内在创作冲力的推动，雏形会逐渐演化为各种可能性，这些可能性彼此可能相融，也可能相冲，需要创作者对可能性进行筛选，以做出选择和放弃。选择是创作推进过程中的重要能力。因选择而造成的创造性阻滞可能有下面的情形。

第一种情形，个体不敢做出选择，每一种可能的方向看上去都正确或者可能正确，因此只能将各种可能性堆砌在一起。最终变得庞杂而冗余，创造者不是在进行有机的组织，而是简单地堆砌，创作雏形中不同面向的发展互不相容，被简单地捆绑在一起，创作者的精力耗散在扮演调停者的角色，未能形成创作的主流。

第二种情形，创作者依赖于外在做出选择。笔触、构图、画面和主题，创作者对自己的创作活动缺乏决断力，他的决定需要依赖于外界评判。创作者无法自己决定对的方向是什么，他们被外界的权威吓倒，对自己缺乏底气。他们的精力耗散在不断寻求外部的肯定。

第三种情形，创作者的判断只基于此时，没有考虑到时间的因素。创作雏形中的各种可能面向，也许需要加入时间指向，才能看到各自可能的发展。因此做出选择或者放弃，并不是简单地立足此时做出判断，而是要充分考虑时间进程中可能的发展。当着眼于此时当下，各种选择似乎不分伯仲，而考虑到指向未来的时间因素时，创作的主向就会显现。

心灵自然是活的，此时的状态并不是恒定的，时间无时无刻不在对它发生着影响，这种影响借助环境、经历、他人而起作用。值得注意的是，每个创作雏形中，可能不止一条主线，在时间和环境的叠加影响下，不同的支流都有可能在向前流动的经过中变为主流，但时间和环境因素如何影响，归根结底还是在于创作者主体性作用。

创造疗愈案例之二：自我封闭到开放。

1. 被动到主动的转变

小 H，男生，说话语速较快，喜欢用条理性的语言表达。小 H 的创作问题表现在，当有了一些思路或者自己基本确定设计想法时，别人提出相左的意见，小 H 会产生强烈的排斥感。虽然小 H 知道设计过程必须不断修改，但这种情绪有时候强烈到让小 H 异常烦躁，给自己造成很大困扰。

疗愈师采用锚定和具象化技术引导小 H 聚焦创作状态中的情绪状态。小 H 选择用水彩来表达不受干扰只有原初思路时的状态。（图 7-2-1）整个画面只有小 H 喜欢的橙色系，中间鲜亮的橙色代表自己最满意的感受，"这样的画面干净、纯粹，是自己完全自主的意愿表达"，当完成以后就不希望再有其他的颜色来干扰，"任何的改变都不

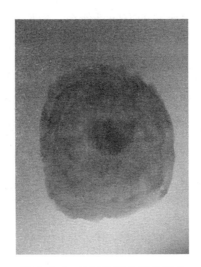

图 7-2-1　不被打扰的纯净状态

愿意接受"。

　　当他人提出不同的评价和意见时，小 H 内在会感受到明显的抵触情绪。当聚焦于抵触情绪时，小 H 意识到这种情绪的产生是源于自我在做出妥协和改变的认知，如果自己听取了他人的意见，对原初的思路进行调整就是自己在妥协和改变，"妥协和改变意味着没有自己，自己完全被动"。这种被动感才是小 H 抵触情绪的起因，小 H 用图 7-2-2 具象化表征内在的状态，在橙色之外晕染上了蓝色和黑色，这些蓝色和黑色意味着对橙色的入侵。（图 7-2-2）

　　在完成图 7-2-2 时，小 H 对蓝色和黑色的部分起初非常反感，因为是强制加到橙色之上的。随后当疗愈师和小 H 讨论"蓝色和黑色部分加入橙色部分时，究竟是由谁来决定要不要加以及如何加"的问题。小 H 看到画面意识到黑色和蓝色部分实际上是由小 H 之手加上去的，因此是否加以及如何加，是由小 H 主动选择决定的。他人的意见只是为自己提供了"备选的原料池"，他人的意见并不意味着小 H 自我的妥协甚至是丧失，小 H 说，"橙色一直都在，自己在选择要什么，不要什

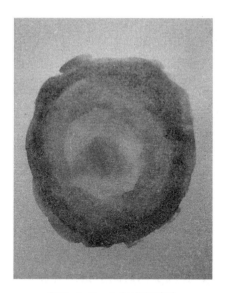

图 7-2-2　入侵感和被动

么。过滤、吸收、遴选、调整，创作中的自我主动性从未丧失"。反而是当自己处于抵触和抗拒的态度时，主动性的部分就会受阻。

　　此时再重新观看画面时，小 H 体验到一些新的部分，"好像蓝色和黑色并没有那么讨厌，反而觉得加上蓝色和黑色之后的画面也不错"。小 H 主动提出要为橙色部分选择来增加和接受，画出了图 7-2-3。小 H 觉得图 7-2-3 增加了蓝色和黑色部分的画面比只有橙色的画面（图 7-2-1）更加丰富，是自己更满意的画面。

　　在上面这部分进程中，具象化技术的使用有效地引导小 H 澄清问题、聚焦问题，借助视觉艺术表达的象征性将问题显影，并使小 H 敏锐体察到问题背后的真实动因。小 H 在图 7-2-2 添加蓝色和黑色的过程中，将内在的被动感知呈现出来，而艺术完成本身的主动性起到很好的启悟作用，他因此重新感知了被动和主动，这种内在被动向主动转变的过程表现为小 H 提出完成图 7-2-3，而这个完成过程又进一步强化了小 H 主动性的确认。借助象征性的艺术表达和创作过程，小 H 重新

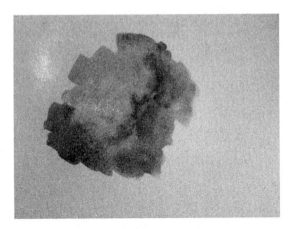

图 7-2-3　主动增加和丰富

进行自我的角色定位，实现了从封闭对抗到开放拓展，从单一的橙色到多元的色彩，从厌恶入侵到允许、欢迎改变的积极转变。

下面是小 H 对这一过程的积极疗愈书写。

A. 积极的心态是创作前提。

B. 不管自己怎样受到他人的指导批评，而使自己做出改变，自己依然是自己的部分；不管怎样，自己的创作依然是自己的创作。就像那些画一样，不管画里面的颜色怎样变化，属于自己的颜色的积极橙色，美好，依旧存在。

C. 每一个方案都会有优点与缺点，要善于接纳，关键在于自己如何听取别人的意见，自己的方案想要变成什么都是由自己来决定的。当然，人本身也并非十全十美。

D. 橙色代表自己的积极心态，蓝色、脏色代表自己不喜欢的一些意见，橙色的邻近色比如黄色代表符合自己的意见，颜色的对比和统一就代表事物本身最好的状态。

2. 关系与自我的丰富

围绕"环境、自我和作品"的主题，小 H 认为作品可以反映创作者的思想和思路，作品反映创作者的性格特征，就像见字如面，创作者与作品是基本统一的关系。小 H 用图 7-2-4 表示他所感受到的作品和创作者的关系：水平面之上的山代表创作者，水中的倒影是作品，创作者的思想经过水面的倒影呈现为作品的形式，作品（倒影）能反映创作者（山）。水面代表环境，作品呈现于环境中。

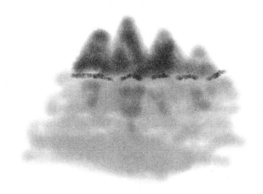

图 7-2-4　山与倒影

对作品和自我的关系，小 H 最初认为作品是创作者自我的如实呈现。当小 H 看到这种关系的具象表达画面时，原本的想法开始调整。小 H 意识到"如实倒影"的关系太过局限，也限制了"倒影"的多元性，"如果湖面上有一些其他因素加入进来，那倒影就会反映出这些改变"，小 H 尝试做一些调整，画出图 7-2-5。湖面上波纹象征着环境和创作过程中的一些改变，这些改变一定程度上调整了作品的样子，但是这种改变也增加了作品的丰富性。小 H 说："同样的思路，在不同的环境和过程下，可以表现出不同的样貌，这样也增强了作品的表现力。"

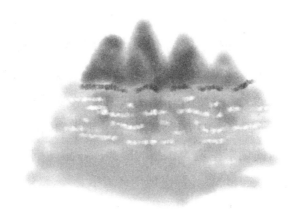

图 7-2-5 环境的作用

在此基础上，小 H 继续进行积极联想，给原本单一的山加上了四季的变换。（如图 7-2-6）这既是创作想法的丰富，也是对环境的影响持开放态度的表现。春夏秋冬的图景，为创作的过程和结果提供了时空变化的因素。

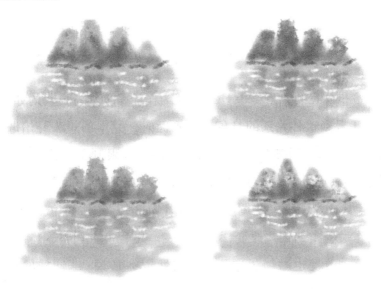

图 7-2-6 四季的倒影

　　积极联想所带来的启发和拓展并没有由此结束，小 H 不再拘泥于山体四季的更替，他开始在山、湖面和倒影之外寻求更多突破。（如图 7-2-7）小 H 为山加上了天空的背景，在背景上进行更多的延伸。小 H 还在湖面上加入小船等新的元素，"它不是来自创作者的原始思路（山），它可能是来自他人的想法，也可能来自创作过程中的新想法，也可能是作品所处的环境中存在的，不管怎么样，它让倒影更丰富"。此时，小 H 明显变得愉快而兴奋，兴致勃勃地比较和演绎着图 7-2-6 到图 7-2-7 的异同，他强调"外界的关系丰富了作品，创作者需要发现这种关系，并欢迎它"。

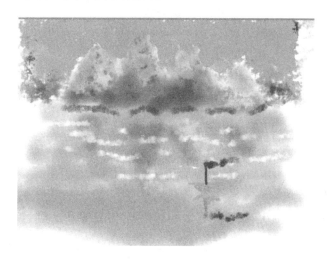

图 7-2-7　演绎与丰富

　　随后疗愈师请小 H 从当下的感受出发，进行内在指向的积极联想。小 H 感受到在产生想法、选择想法和决定想法的过程中，从最初的多个想法的起点开始，允许时间的等待、生长和发展，逐渐明晰出核心和重要的方向。在这个过程中，不能单调地只看到箭头，更要关注周围不同变化的环境因素，并从其中吸收到有益的养分。有了环境的滋养，箭头才能更富于表现力。（图 7-2-8）

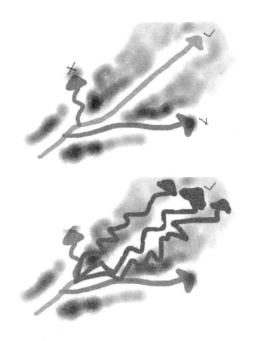

图 7-2-8　不断丰富的箭头

　　随着内在指向积极联想的推进，小 H 继续体验到在等待、生长和发展的过程中，自我具有更大的包容性和吸纳性，这样才能允许和发现真正丰富的形式与表达，不能太着急地局限在某一种狭隘的自我主张中，这种狭隘会损失到真正可贵的新发现和新变化。到这里，小 H 干脆擦掉了图 7-2-8，继续画了图 7-2-9，"为什么一定是箭头？没有规定只能是箭头"，箭头表示只能向着一个方向发展，虽然经过时间的加工，它可以走得更远，吸收更多的环境养分，但这远远不够。真正好的，也许不是箭头，不是一开始就一定有确定的方向。可能改换为一个个蕴含着更多可能性和能量的圆点更好，每个圆点都是原点，它产生于创作主体，在主动吸收环境和时间的养分之后，每一个原点都可以有不同方向、不同形态的生长和发展形态。（图 7-2-9）

　　积极疗愈结束时，小 H 用三句话来表达自己的感悟：保持自己，

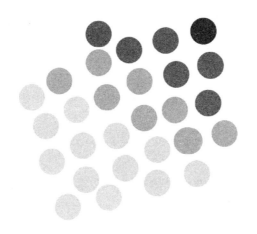

图 7-2-9　原点的圆点

执耳以听，自己永远没变；保持发展与结合的眼光；外界关系使得作品更加完整。

　　在小 H 的案例中，疗愈核心包括发现自我的主动性、打破自我的固着和局限、运用环境资源以及扩展内在自我丰富性等。具体工作中的核心技术是问题澄清、情绪显影具象化，以及时间和内在指向的积极联想。随着疗愈进程的推进，小 H 急躁和抗拒的姿态逐渐转变为平和与接纳的姿态。特别注意的是，小 H 本身拥有很强的内在主动性和行动力。当通过疗愈拨开暂时的阻滞之后，小 H 表现出积极主动的探索和尝试，这种探索和尝试使得他更深入地探寻内在，获得潜能。在最后部分的内在指向积极联想中，小 H 获得了从"箭头"向"原点"质的发现，这包含了对自我方向和积极能量的发现，回归原点本身也可以看作是达到自性的象征。

　　三、理　性

　　成熟的创造者可能会遭遇理性的阻滞。理性会让人固着，成熟的艺术家要将内在冲动按艺术形式表达，需要将意识之下的积累的原始创造带到意识之上。这涉及创造的三个层次，原初层次的创造，个体不能意识到，但它作为创造的根基，它的优劣决定了最终结果的品质。但原初层次的积累足够丰富，创作动机足够强烈，但是在次级创作层次时，理性的约束太强烈，它们就没有办法随着创造之流自由流动，它们被理性宣判，"你是合适的，所以出来；你是不允许的，必须回去"，被理性过度筛选之后的创造，变得乏味而缺少生气。所谓合适的，仅仅合适于理性判断的外在标准，那些不允许的，本身可能是独特动人的。恰当的理性，就像河流两岸的堤坝，能够确保原始的创作之流不会漫无目的地随意铺陈而消失殆尽。但是过度的理性不是自然的打磨和保护，它变成了河道中央人工加设的水管，河流流经至此，水流变成了统一的样式，因为水管的开合方式不符合流水的习性，或者人为管道关闭，河流中的水不得不积聚起来漫过堤坝而四散。

理性有时很傲慢，它自认为可以把握全部真理，一意孤行，不接受感性的任何意见。它挥动着鞭子紧盯着黑暗周围此起彼伏的感性涌动，避免它们出来把事情搞砸。创作者知道感性的重要性，但是他们惧怕感性的不可控，"我害怕感性，似乎它的力量很大，我极有可能会被淹没"，"无法控制的感性是可怕的，我对它有很大的恐惧"，因此创作中的一种典型困扰是，创作者希望依靠理性来控制感性。因为感性中所包含的创造性具有如此大的冲动和力量感，又因其在黑暗中有无数种形态，因此常常被冠以"不良分子"的标签。创作者总是希望能够控制感性为我所用，这种控制是一种理性主导的服从，即按照理性的希望控制感性。但是感性和理性根本不同，因此感性常常并不会听从理性的被动安排，它们可能汹涌四溅，这时理性就像被革新的老学究，惊慌失措叨念着"感性就是个捣乱分子，搞得乱七八糟"。究其原因，因为感性有自己的表达方式，"它是从更广阔的某种东西中分离出来的，它只是对有高低起伏的实在的一种平面投影"。理性傲慢的强加并不能驯服感性，感性需要的不是驯服和控制，它要按本身的形式来行动，只有这种遵循本身形式的表达，才能完整地呈现感性中所包含的创造力。

所以拆掉试图控制感性的藩篱，试着安静下来，开放自己的感觉，细微的感知从远处的黑暗中慢慢靠近的，未知但充满惊喜的可能，记住这种黑暗中的东西所附带的气味、声音、力量、关系、形态、幻想……当感性被期待时，它们内在的创造力和生命力不再耗散去挣脱藩篱，它们得以自由的表达，处于一种积极的自由状态。

创造中只有理性，就会变得空洞、乏味和逼仄。创作者常常冥思苦想而毫无所获，仅凭借理性思维的创作毫无生气，空洞单调。一片白光，没有变化，没有更新，还要死守着狭窄的领地，拒绝任何感性异己的接近，干瘪乏味。还有一种情况，个体会提到晚上的时候感性容易活跃，白天则更难。这可能是一种误解。大多数的社会工作和社会角色都需要理性处理，这些部分在白天的时间通常比较多。因此，并不是感性在晚上更活跃，只是白天的时候感性被压抑或者被管理。事实上，给它们足够的空间，感性在白天和黑夜都同样能施展拳脚。

创作者能感受到拒绝感性创作的乏味和空洞，他们渴望突破这种单调，获得具有生气的创作表达。要打破单调，需要重新正视感性与理性。在感性面前，理性不是主宰者，不是监督者，它和感性居于平等的位置，感性在黑暗中涌动，形成创造性瞬间，这些瞬间来到理性的光亮之下被照亮，被看见。理性的光亮因为感性瞬间的到来，而变得丰富，原本单一的光亮被镶嵌上各种形态。没有理性，感性所创造的瞬间永远只能在黑暗中，没有感性，理性的光亮只是毫无生气的一片白光。理性和感性是创作的双面，相得益彰。

创造疗愈案例之三：闯关感性之门。

真正重要的东西，眼睛是看不见的。

——《小王子》

1. 感性和理性

小G，女生。小G认为自己创作时感性和理性会被分隔，感性似乎被堵在里面出不来，"他们都说白天比较理性，晚上比较感性，所以我基本上都让自己晚上才做一些需要感性的事情"。在疗愈师引导下，小G将感受锚定在感性体验上，小G一口气画了几幅图来表达自己感性出来时的心花怒放之感。（图7-3-1）

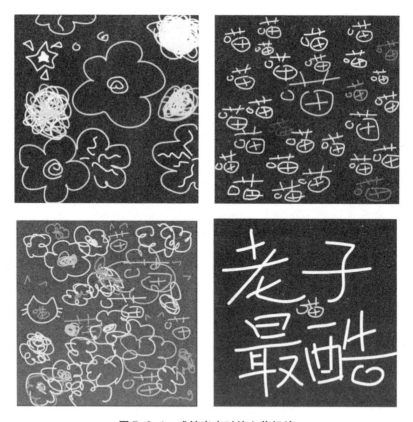

图7-3-1 感性出来时的心花怒放

小 G 画完这些图之后表示"感觉画得很愉快"，然后和疗愈师交流自己生活中的一些喜好，她觉得自己的声音和长相都像猫科动物，也希望自己能像猫一样自由潇洒，自由做自己想做到事情，此时疗愈师明显感受到小 G 沟通变得自然和放松。

小 G 开始谈论自己对感性的恐惧，"我害怕感性的东西出来，不安全。感性一出来，我就变得忧郁，我害怕忧郁，不知道出现忧郁了会怎么样？我怕忧郁把我吞了。所以我不敢让自己里面的感性出来"。随着小 G 的表达，疗愈师引导小 G 开始内在指向的积极联想。闭上眼睛，小 G 眼前出现了一条河流，她走进河流，漂浮着不知道要去哪里。

小 G："我觉得这不是河，我不想待在河里面。"

疗愈师："那我们换一个地方，你觉得自己在那里？"

小 G："一个 3D 展厅。"

疗愈师："好的，你现在在一个 3D 展厅，此刻你的眼前见了什么？"

小 G："我看到了琉璃玻璃，中世纪的教堂上方的琉璃，阳光透过来，昏黄，有年代感。琉璃是生产于中世纪，后来随着发展慢慢演变成——"

疗愈师："你看到教堂中的琉璃玻璃，昏黄的，有年代感。此时你正站在琉璃玻璃前面，你感受到了什么？"

小 G："崇高，纯净，昏黄中的历史感。"

疗愈师："崇高，纯净，昏黄中的历史感。好的，现在你要做什么？"

小 G："我从琉璃玻璃前面经过。"

疗愈师："往前走，你又看到了什么？"

小 G："一朵花，红色和紫色间杂着，有一种神秘感。紫色的神秘的花。我想我就走到这里，接下来就没有什么了。"

疗愈师："好的，走到了一朵红色和紫色间杂着的花前面，你感受到了神秘感。今天就到这里。请慢慢睁开眼睛。"

在结束部分疗愈师和小 G 谈论了这个过程，小 G 感觉到和内在感性的连接。在教堂琉璃玻璃和紫红色花朵的意象中，小 G 感知到历史感、年代感、时代感和神秘感。小 G 有些欣喜和惊讶地表示，"这些意象自然而然地产生，有点神奇"。

2. 阴郁、土地和鲜花

这一次小 G 一开始就主动和疗愈师交流上一周在白天也想出了新的设计思路，她觉得有一些突破。

简单交流和放松之后，小 G 开始进行内在指向的积极联想。

疗愈师："闭上眼睛，试着感觉一下你所在的环境。"

小 G："闭上眼睛，眼前好像出现了台灯的红色，红色周围出现了视网膜补色绿色。老师，我可以把灯关上吗?"

关灯以后，小 G 说："我想起了《小王子》里面的一句话，'真正重要的东西，眼睛是看不到的'，为什么眼睛看到的不是重要的?"

疗愈师："这是一个很好的问题，今天的体验也许可以找到一些答案。现在闭上眼睛，你感觉怎么样?"

小 G："比刚才好多了。"

疗愈师："好的，试着感觉一下，你的面前出现了什么样的画面?"

小 G："深蓝色的，像宇宙。深蓝色的背景中出现了一个点，点从左上方滑向右下方，接着点消失了;开始出现白色的线，线从右下方向左上方运动，运动中形成了一个轨道。嗯嗯，我想起了雪国列车。运动的轨道有运输的功能。轨道好像消失了，出现了抽象的紫色。不，不是抽象的，好像是水母，一只自在优美的紫色的水母。"

　　内在指向的积极联想结束，小 G 谈论刚才的过程，"这个过程，我是带着目的的，我要去完成这个想象，我不能够什么都不想，那样就没有结果，给不出来东西。所以整个过程我是被动的"。

　　疗愈师："谢谢你的反馈。这很重要。听上去刚才的过程，剧本写得很完备，演员被动地念着台词，失去了发挥的自由。"

　　之后，小 G 画了图 7-3-2。小 G 说，小王子有一天看了 44 次日落，他觉得孤单，所以把内心的感受变成种子，种出了一朵向日葵陪着他。

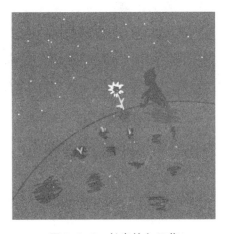

图 7-3-2　长出的向日葵

　　小 G 推荐给疗愈师一首歌曲《闭眼歌》，听完歌曲之后，小 G 和疗愈师讨论"闭眼"意味着什么。小 G 说，闭上眼睛，小王子开始和自己的内在相连通，不再只是体会到孤单。小王子的内在有着丰富的感性世界，这些连通会让丰富的感性世界外化成五彩缤纷的落日。小王子和他的向日葵一起坐在海边，蓝绿色的海面上会有一次次美丽的落日。小王子的孤单，是因为他拒绝了丰富的内在感性世界。当他内在的感性被信任和允许之后，就会为小王子的世界添彩，每一天的落日晚霞都是不同的，它们为小王子提供了源源不断的惊喜和力量。

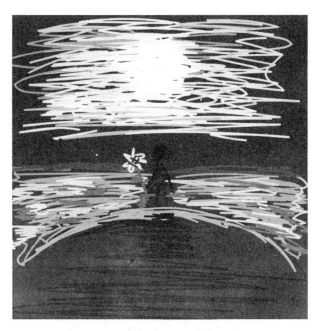

图 7-3-3　迎接感性后的五彩落日

小 G 的工作，围绕感性的恐惧、阻碍和释放进行。除了积极艺术心理疗愈中的感受锚定和艺术具象化、积极联想之外，这个个体有两个需要特别注意的地方。

其一，个体对内在感性的恐惧会表现为愤怒，看似是对疗愈师的，实际上是对内在感性的恐惧。因此，在整个过程中，疗愈师始终着力营造一个无条件积极关注的环境，始终秉持允许和自由的态度，不管是第一次工作最后部分小 G 表达的愤怒，还是第二次工作中小 G 文字"老子最酷"。这种积极的环境和关系，为疗愈起到重要的促进作用，在某种程度来说，如果没有这种积极的环境和关系，艺术心理疗愈可能无法起效。

其二，小 G 个体的积极联想部分，是完全内在指向的积极联想，这是有别于图画的积极联想，其目的在于最大限度地让个体体验到自由和感性的表达。在小 G 整个疗愈过程中，内在指向的积极联想唤起了他对琉璃玻璃、教堂、神秘感等等丰富的内在意象的联想，也对小 G 与内在感性连通起到了关键作用。内在指向的积极联想是联系感性与理性、潜意识与意识、外界与内在等关系的有效方法，在积极艺术心理疗愈中被广泛使用。

四、原始的创作冲动

原始的创作冲动来源于生命的原始力量，创作过程是将个体原始的生命力量注入作品的过程，当然并没有这样简单。创作者能够感受到一种"非做不可"的强迫感和紧张感。创作的原始冲动在创作过程中扮演着关键角色，没有原始创作冲动的驱使，任何创作都不可能完成，这种冲动正是使得组织活动有某种暴增的东西产生的背后原因。创作基本元素在冲动驱使的暴增过程中发生解构和建构，形成新的作品。

原始的创作冲动必须是真实的自我表达。但这种原始的创作冲动，有时会因为理性的监管而被压抑，也可能因为担心结果而被否定，还可能因为惧怕表露自我而被放弃。在冲动驱使之下的创作，自我绝对真诚，想要掩盖或者矫饰自我必然做不到。正如有创作者所言，"我不喜欢内在的自我，我害怕别人看到真实的我，所以我拼命压抑以避免自我被显形"。创作冲动有时是紧张，有时是焦虑，有时则变为不知所措。有些创作者会感觉到被困住。此时创作的冲动就会变成内心的石头，沉甸甸的压抑。这种压抑会让创作者感觉到困顿，只有找到原始冲动被阻拦的真实原因并移除，创作者才能体会到心平气和。

原始创作冲动的困顿之一，如前一个故事所述是理性的监管和控制。理性会将冲动视为不祥之物，洪水猛兽，它看不到冲动的力量，只觉得它充满危险，监管它避免逃逸出来。这种困顿让创作者常常感到内心有一部分被捆住，装进笼子里，不能放出来。而被关进笼子里的冲动，只能大声喊叫，狂躁不安，因为它们的能量需要释放，笼子捆住了它们的身体，它们希望理性听到它们的诉求，然而，理性往往会再加一把锁。

困顿之二是惧怕真实的自我。创作者因为不喜欢内在的自我，担心自我阴影部分公之于众，而常常变形和压抑真实的冲动，原始冲动必然会调动整个的真实自我，而作为阴影部分的自我无处遁形。然而，创作者的阴影部分并非真的不好，只是个体对自我的认识有偏差，对阴影部分持有否定和逃避的态度，而无法识别阴影部分的能量。

困顿之三则是惧怕外在的评判。创作的结果一旦形成，就必然会呈现于公众之下，等待观看和评价。外在的评价对部分创作者而言，是作品价值的唯一标准，他们没有足够的勇气形成自我的判断，对外在判断的依赖使得他们对自己的创作水平总是犹疑不定，"似乎等待着被判决"，这种判决的主动权不在创作者自身，这样会让他们的创作冲动受阻。外在的评价成为一个始终无法冲破的硬壳。

对于后面两种困顿，我们可以在下面的故事中看到。

创造疗愈案例之四：受阻的原始创造力。

小 S，女生，自述创作时常常觉得胸闷，好像有很多的内容想借助创作来表达，但是真正拿起画笔，又会觉得恐惧和担心，心里又闷又堵。小 S 用图 7-4-1 来表示闷堵的感觉，红色部分是内部的一些冲动，表面罩上了一层厚厚的黑色，小 S 不清楚红色和黑色是什么，红色和黑色在她心里紧裹成一团，她无法分辨其中包含些什么，小 S 想远离这种感受，但是又挣脱不开。当小 S 做一些和创作无关的喜欢的事情时，心情就会好一些，就像轻快的黄色和粉色（图 7-4-2），但是，即使当她轻松的时候，一开始创作，也会感觉心被紧紧包裹住了。（图 7-4-3）

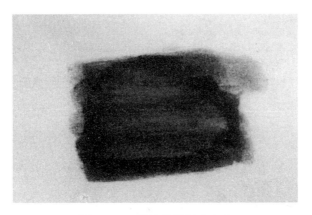

图 7-4-1 被堵住的创作冲动

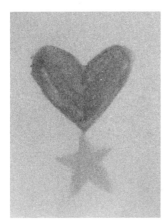

图 7-4-2 轻快感

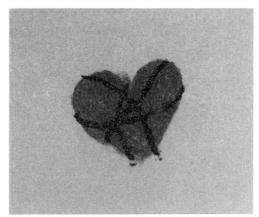

图 7-4-3 束缚感

1. 恐惧与诱惑

疗愈师引导小 S 开始内在指向积极联想。小 S 眼中出现的画面是一片蓝色的海洋，上空有一些灰黑色云层，云层里间杂着一些红色和黄色。（图 7-4-4）小 S 说："我害怕，但是又忍不住想走进去看一看。"疗愈师引导小 S 慢慢靠近云层，小 S 内在心象出现了一大片黄色的地方，黑色部分的感觉慢慢散去。（图 7-4-5）

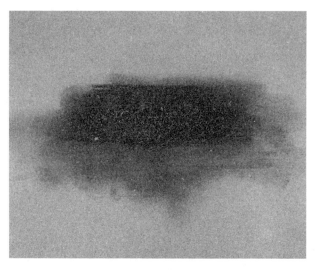

图 7-4-4 隐含一丝诱惑的恐惧

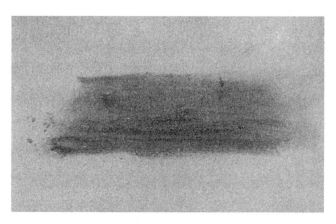

图 7-4-5 走近恐惧的心象

　　接下来一个穿着粉色裙子的小姑娘，站在这片黄色的前面，"里面究竟是什么？小姑娘抑制不住想进去。她有点害怕，但更好奇"。（图 7-4-6）

　　小 S 的心象随着小姑娘继续往里走，眼前出现了一片炙热的红色。小 S 说，"小姑娘眼前的世界很热烈，充满了诱惑力，但是小姑娘不敢再往前走，她怕一进去就灰飞烟灭了"。（图 7-4-7）

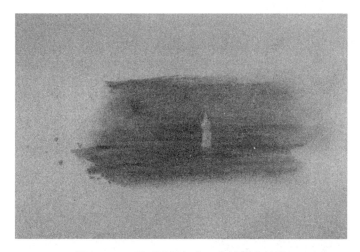

图 7-4-6　面对恐惧好奇又害怕的小姑娘

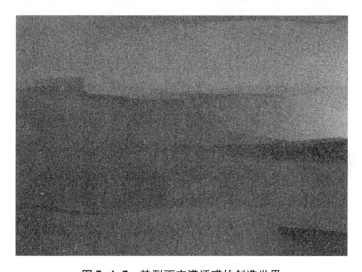

图 7-4-7　热烈而充满诱惑的创造世界

2. 回到这片海

看着图 7-4-6 和图 7-4-7，小 S 说："小姑娘面对着黄色的一片，里面分明有一些红色炙热的东西，吸引着她往里走。她有点害怕，但还是抵不住诱惑。走进去，一大片红色，红得发黑。她还是害怕。但又不甘心停下来。"

疗愈师为小S做了一些稳定化和安全感的工作。小S在疗愈师的陪伴下继续内在指向的积极联想

小S："小姑娘穿过了红黑色的火焰，她没事。突然来到了一片密林里，浓绿色的密林。清凉极了。密林的深处投下来一束光影，小姑娘向着光影走去。"（图7-4-8）"走过光影的尽头，小姑娘被带到了云层之上，好惊喜，一大片广阔的蓝色的天空。小姑娘走在云层之上，轻飘飘的。"

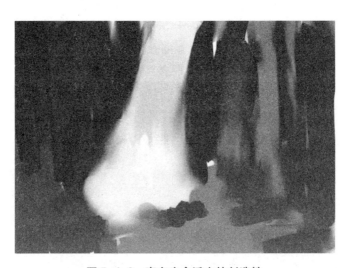

图7-4-8　富有生命活力的创造性

"她不想在云上一直待着，她想穿过云层回到地面。她往云层下看了看，看到了一片海洋，蔚蓝的海洋上有小岛和绿洲。海面很平静，蔚蓝蔚蓝的。小姑娘回到海面上，这好像就是她最初看到的那片海。"（图7-4-9，图7-4-10）

小S与疗愈师讨论整个积极疗愈的过程。小S以前一碰到红黑色的部分，她就害怕得停下来了，她知道里面有很重要的东西，但是她不敢上前去。在积极艺术疗愈的空间里，她第一次有勇气去靠近原本

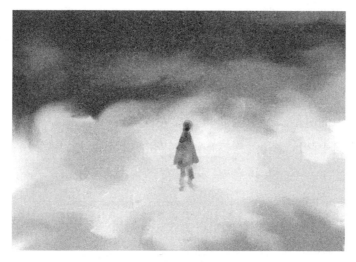

图 7-4-9 云层之上

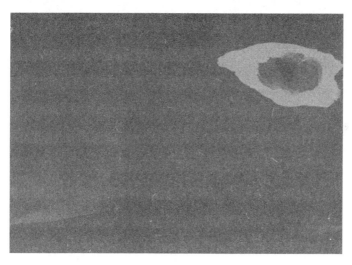

图 7-4-10 海、小岛和绿洲

惧怕的东西。这一次走进去的经历，让她发现在红黑色的背后，充满生机感的密林。小 S 说，这种生机感是她创作中一直渴望的，原来全都躲在令她惧怕的障碍后面。小 S 感觉到随着小姑娘在云层、天空和海面游历的过程，不再是轻飘飘、简单的开心，而是一种冒险冲破阻力而后新生的欢畅和豁达。小S说："海还是那片海，原本海面之上的黑色，其实是自己的恐惧。走进去，才能豁然开朗，得以见到想见的山高水长。走过恐惧，内心的东西流淌出来，才能真正地去创作。看看这个画面（图7-4-8）和前面的画面（图7-4-2），差别太大了。"

　　在结束的时候，小S主动画了图7-4-11，这是她心里浮现的一个画面，画面中的浓绿和鲜橙，是她感知到的生命活力，她很久很久都没有见到它们了。在这片色彩上，小S有了久违的生机。

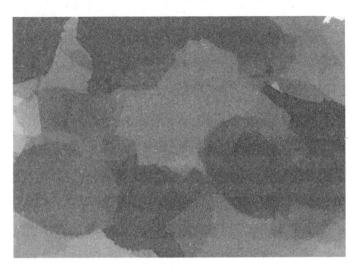

图7-4-11

　　在小S的积极艺术心理疗愈中，核心议题是原始创造力受阻。在心理疗愈中，疗愈师并没有从言语层面去分析小S原始创造力受阻的原因，而是通过积极联想和艺术具象化技术，帮助小S聚焦到创作的阻力，并探寻到破阻的动力。利用艺术媒介的象征隐喻、积极联想等技术和方法，可以非常有效地引导个体具象化恐惧、面对恐惧、超越恐惧，最终回归原始创造力本来的生机和活力。我们看到小S从最初的海出发，最终又回到了海，海就是小S的原始创造力。最初海面上的黑色恐惧，在艺术心理疗愈过程中，被具象化，被面对，被超越，最终回归。

五、本能与智慧

智慧的部分是通过思维和意识获得的，比如对作品的构思、思想的传达和表征、主题的设计和选择；本能部分的功能是通过无意识获得的，在创作活动中获得内在的连接。所发生的一切像是通过生命形式而发展的力，是一种有限的力。"一种限制针对认识的延伸，另一种限制针对认识的理解。本能的认识是丰富的和充实的，但仅限于一个确定的对象，智慧的认识不再限制其对象，因为它不再包含任何东西，只是没有内容的形式。"因此，如何对抽象但具有普遍性的智慧赋予实在内容，创作者需要和无意识层面建立连接，而让无意识的本能在框架下填充和生长，需要理性思维。理性和感性充分合作，才能同时赋予作品以本能和智慧。

本能是短视而强烈的，智慧则是长途跋涉，指向伟大目标，但种种障碍会令其夭折而一无所获。单凭本能，只能看到就近的、短促的结果达成；单凭智慧，希望达到遥远而宏大的目标，但实现的路径上困难重重。本能寻求即时满足，智慧则规划远大前程。在创作的过程中即时满足和远大前程都同样有意义。在实现远大前程的路上，本能为智慧的达到提供克服、战胜阻拦和困扰的力量，智慧则为本能提供可以为之持续前行的大方向。本能和智慧，一种能确保直接的成功，但局限于结果；另一种是偶然的，一旦能独立，其成功可无限延伸。取得最大成功仍在于冒最大的危险。因此，本能和智慧代表了对同一问题的两种不同的有效解决。在创作过程中，确保直接的成功，有很强的诱惑力，加之智慧使用时的困难和需要付出的努力，创作者可能会寻求最直接的方式达到目的，作品具有明显的功利色彩，这在创作中经常可见。

我们总是把有生命的物体当作无生命的物体，用完全静止的观点来思考变动不居的实在。智慧只能对付不连续的、静止的和没有生命的东西。本能是按照生命的形式形成的。如果沉睡的意识在本能中觉醒了，本能就能告诉我们生命的最隐蔽的奥秘。我们要让意识在本能中觉醒，使本能意识化，积极艺术疗愈利用绘画等视觉艺术象征和积极联想等方式达到这个目的。最初，我们并不能预期会看到何种本能，能够被预期和计划的只有智慧，象征可以巧妙地躲过意识，将本能拉入意识层面，利用象征，与象征对话，唤醒本能来到意识层面。

本能的本性是指向行动，因此，人常常被本能所操控而完全不自知，因为本能不会给意识任何提醒，但指导和决定行动。把本能放到意识层面，自我与本能对话，利用本能可以沟通的非言语方式，听到它的回应。所以，我们在积极艺术疗愈中将本能意识化，和本能建立对话和沟通，在本能和行为之间加入意识的作用，既能阻断不合理行为，也能深入自我内在汲取生命能量。

我们学会掌握本能的语言，就能和本能进行对话，并因此获得创造的源泉。本能是感应。如果这种感应能扩大其对象，能反思，那么它就能给予我们打开生命过程的钥匙。在积极艺术疗愈过程中，"直觉能把我们引入生命的内部，即本能是无偏向的，能自我意识，能思考其对象和无限地扩展其对象"，这种直觉努力正是创造力的重要方面，是一种力图获得这种生命力的意向。直觉努力，能够将本能带到智慧的周围。此时，本能不再是漆黑一片，在看似黑色的空间里，有一些东西在靠近，有一些东西在聚集，虽然还没有变成真正的实在，还没有来到智慧照亮的地方，此时"智慧依然是发光的核心，在这个核心周围，即使在直觉中被扩展、被纯化的本能也只是一团朦胧的星云。但是直觉能让我们看到智慧材料的不足，能使我们隐约看到补充智慧材料的方法"。

灵感并不是凭空而来的，灵感事实上是直觉努力下的本能，通过直觉的努力，将黑暗中无序的、繁杂的、散落一地的本能，按照直觉的方向聚合，这种努力不依赖于思维和智慧，更多发生在意识之下。在积极艺术疗愈中，个体感应到本能，尝试和本能进行对话沟通时，这种努力就在发生。原始的本能不能自发地变成创造生命力，它需要在智慧的驱动下变为直觉，直觉中包含了本能的生命特质和智慧的抽象特质。在创造直觉形成时，有生命的创造一触即发。"意识照亮了围绕在活动周围的潜在区域，意识衡量实现的东西和可能实现的东西之间的差异。"意识会筛选一部分直觉最终转化为创造性，而一部分则重新回到本能中，等待下一次创造的直觉努力。

创造疗愈案例之五：本能与智慧。

1. 沉溺和阻隔

小 D，女生。曾有一年的抑郁症服药史。小 D 时常会感觉到无力感，她面对自我的无力，会选择逃避和退缩，在逃避和退缩中她常会感觉到自我被吞噬。（如图 7-5-1）

被吞噬的自己就像在水里，嘴还露在外面，但是她更愿意完全地躲进水里。在水里，她不会窒息，反而觉得自在，躲避起来的自在。但是，她知道在水里的自在并不是真的愉悦，只是暂时逃离。她能感觉到水面之上有一只大手在按压着，如果她浮出水面，那只大手就会把她按进水里。为了避免冲突，她假装自在地待在水里（图 7-5-2，图 7-5-3）。在创作中，小 D 因为自我的困顿、犹疑和不自信，会花费大量的时间来确认，这种状态让她开始创作变得极其艰难。

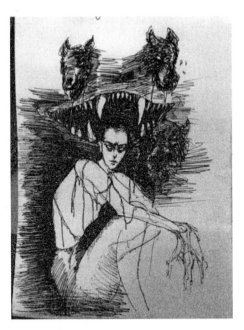

图 7-5-1　无力、逃避和退缩

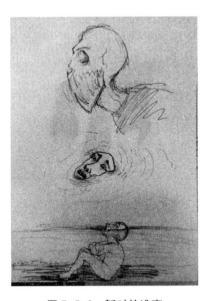

图 7-5-2　暂时的逃离

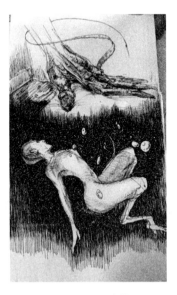

图 7-5-3　压迫的手

　　陷入无法开始的创作困境中，小 D 虽然表面上自在，但是水面之上沉重的压力才是真实的感受。小 D 说："不能开始的状态，我假装在水里自在地呼吸。实际上并不是自在，而是无可奈何的沉溺，我不知道怎么面对浮出水面之后的压力，就像我不知道自己能不能进行和完成创作，我完全没有信心。然而，沉溺于水中的时间越久，我对自己的厌恶就越深。心里始终积压着一团石头一样的东西，它想出来，但是找不到出路。"（图 7-5-4）

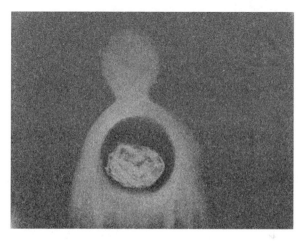

图 7-5-4　石头

2. 石头、星星和圆形轨迹

　　小 D 不清楚手是什么，也不知道内心里面的石头是什么。她看不清楚，只能感受到压力。疗愈师请小 D 从图 7-5-4 开始内在指向的积极联想。在积极联想中，小 D 感觉这一团堵在心里的石头，它并不是坏的，它有自己的轴心，虽然大部分是黑色的，但小 D 看到黑色里面还有一些粉色的部分。小 D 说："当把它拿出来仔细看的时候，不再觉得它那么坚硬，甚至觉得它像是粉红色天幕中的一颗星球，虽然是黑粉色的，但是它原本似乎挺自在的。只是狭小的心脏限制了它。"（图 7-5-5）小

D 在画图 7-5-5 的时候，先在粉色的背景上画出了黑色的圆形，之后在圆形中央加上了粉色的晕圈，最后在晕圈中央点上黑点。小 D 认为，这样黑色的星球有了粉色晕染，并不显得特别沉重，而中间的黑点则是它的轴心，增加稳定性。

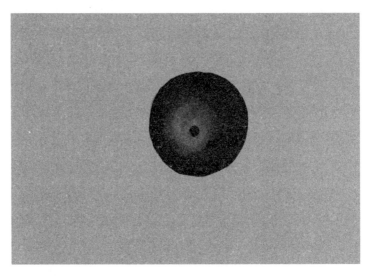

图 7-5-5　黑粉色

小 D 在图 7-5-5 的画面之上继续进行积极联想："除了粉色背景的晕染，仔细看黑色星球上有一个一个不同色彩的光晕。蓝色的、绿色的、紫色的，大小不一，黑色星球其实是彩色的。"（图 7-5-6）

"这些各色的光晕，它们会变化，颜色会变，样子也会变。现在色彩太多，凸显不出主题，它们可能会变成一类颜色，比如紫色。圆形可能会变成云状，各种不确定的形态，组合在一起，既统一又各不同。比刚才统一的圆形要灵动，因为是一种色彩，就像是统一主题不断生发出的各种思想。"（图 7-5-7）

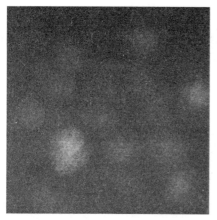

图 7-5-6　带有色彩光晕的黑色星球

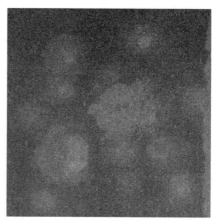

图 7-5-7　变化的光晕

　　"接下来，也许这些不同样态的东西会顺着一个方向运动，形成运动的圆环，同时在运动中又开始复现多种色彩。对，出现了一个多彩的圆形运动轨迹。"（图 7-5-8）"转动中，它们又会趋同于一种颜色，好像更成一个样态。慢慢地旋转过程中，慢慢地趋同、析出，变成它想要的形态。一圈一圈，慢慢地，逐渐成形。中心也会逐渐凸显出来，成为一个整体。"（图 7-5-9）

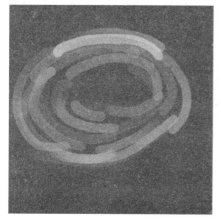

图 7-5-8　运动轨迹

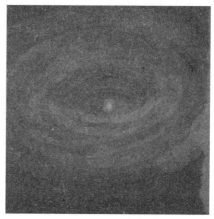

图 7-5-9　凸显的整体

　　小 D 回顾积极心理疗愈的过程谈到，自己不知不觉似乎完整地经历了一个创作的过程。最开始感到混沌的压力感，但当把这种压力感用画面表达出来时，发现那块压在心底的石头其实并非只有沉重，它是粉色天幕上的一个星球，这带给小 D 一种豁然开朗的体验。"如果停留在心里压抑的状态中，感受到的只是压力和沉重。当认真地感受它，特别是用画面将它表达出来之后，突然感受到变化的可能，"小 D 说道，"从星球的意象继续往前走，自动产生了颜色和形态上的变化，这种变化将创作推进到一种舒服的节奏中。随后圆环状的运动，匀速缓慢地成型，既有自己的意志，又有很强的自发性，似乎和天幕宇宙有了一种连接，一切都在按照它本来的样子形成。"

　　"这个过程就好像我不费力气就将身体跃出水面，水面之上并没有什么无形的手，我也不用假装在水中自由，可以轻松地抬头呼吸，自在自然。（图 7-5-10）当环形的圆状在缓慢、有节奏地形成时，我甚至觉得自己可以将整个身体平浮在水面上，看着这个过程的发生，不用纠结对不对，不用在意好不好，一切都有自洽的逻辑，自定的速度，它们经由我产生，然后拥有自己的生命。这种感觉就是我想要的。"（图 7-5-11）

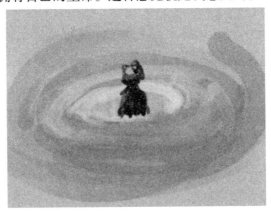

图 7-5-10　水面上自由呼吸的我

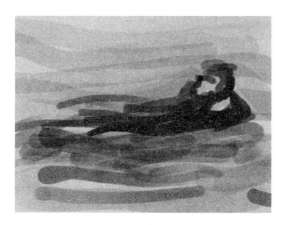

图 7-5-11　自洽的感觉

3. 无力的对抗

小 D 说："创作时会有一种不自信，是一种渴望探索多种可能性的愿望，因为对自己的第一直觉的东西不自信，所以大多数情况的创作是在不断的尝试中得来的，我享受其中不觉疲惫，感受不到时间的流逝，可它却是十分耗时的。

"当我把时间界限自我性的取消之后，我会让自己内在的力量慢慢流动起来，有时间界限的自己会停在选择上，并失去在此过程中的享受感，有时时间界限不重要，但很多时候时间界限是真实且确定地存在的。我无法处理这种真实的存在。而这种无力感会深深地刺激到我，陷入焦急的困境，探索的过程被动打断，我丧失了高效输出的力量，大部分的能量都用在了如何从困境中走出来。"

小 D 在创作中往前探索和行进时，她常常会有挣扎在悬崖边上的体会。"我在创作中，往前走着，突然就会感觉来到了一个边缘地带，这个时候我就会紧紧地抓住边缘，生怕掉下去，似乎掉下去就是万丈深渊。然后我就一直僵持着，耗费着时间，直到疲累到极限。"（图 7-5-12）

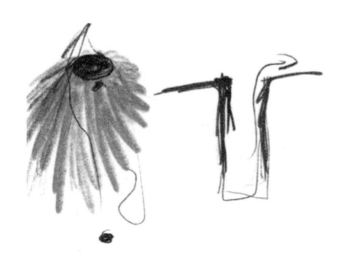

图 7-5-12　僵持在边缘

现实中的很多因素都会让小 D 瞬间处于边缘地带，比如规定提交项目的时间、临时计划的调整、日常琐事等。创作过程中出现了大小扰动，都可能让小 D 快速地停下创作设计，自动化切换到悬崖挣扎的内在状态。小 D 将内在挣扎和抵御的姿态表达为一大团熊熊燃烧的火焰和一个奋力推着的小人。（图 7-5-13）

小 D 看着画面讲述道，"当有扰动时，我就进入这种死命奋推的姿态。前面是熊熊火焰，很危险。我不知道这团火焰是什么，为什么在这里，但就觉得必须推着，我必须抵抗它"。

疗愈师："她为什么要这么推着？"

小 D："她好像不知道。"

疗愈师："当她开始保持这个姿势的时候，她还能做什么？"

小 D："什么都不能做。只能维持这个姿势。"

疗愈师："如果她面前是火焰，她这样的姿势会怎么样？"

小 D："被烧死或者吞没吧……阻挡不了火焰，可能还会丢了自己。"

158

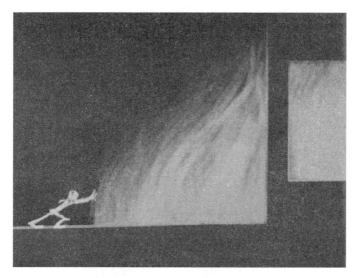

图 7-5-13　对抗火焰

　　小 D 意识到自己思维和行动中习惯化的一些东西，不会分辨究竟遇到的是什么扰动（不论什么，都被单一地视为火焰），她会自动切换到奋力抵抗的姿势（对抗的小人），然后低头保持着这种姿势，消耗心力。因为一遇到外界扰动，她就会觉得自己处于被吞没的处境。（图 7-5-14）

　　随后，疗愈师和小 D 一起讨论这种自动化的模式。小 D 自己整理了下面的几点感受。

　　第一要分辨遇到的是什么。可能是墙，可能湖，也可能是火焰。分辨清楚自己遇到的扰动是什么。

　　第二，扰动一定是不好的吗？大多数外界的扰动，可能带来限定和改变，不一定是坏的。

　　第三，什么姿势是有效和合适的？奋力抵抗的姿势，很用力，很累，但是没有任何作用。调整姿势的主动性，来应对不同的环境和需要。被动的单一姿势会徒劳无功。

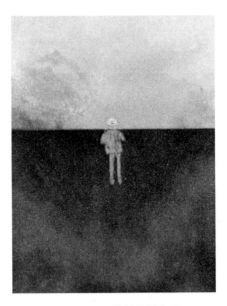

图 7-5-14　被吞没的危机

第四，外界并不都是敌意的，来自外界的扰动及改变和外界的关系，并不会将自己吞没，更多的时候，它们只是客观的存在，关键在于自己怎么看待和处理。

第五，放弃这种被动无用的对抗，这种放弃对自己没有坏处。

下面是这部分结束之后，小 D 的积极书写。

有一种浮躁带来的虚无感，我需要远离这些浮躁的东西让自己保持清醒，当我从这些浮躁的虚无中爬出来之后，失落和窒息感会占据整个身体，我会自责、会亏欠，亏欠于自己、亏欠于父母、亏欠于所有曾对我有过付出和期望的人，但更多的是对于自己的。

我会时刻感受到一种生活的疏离感，与周围的一切都隔着屏障，难以和什么东西产生真实的联结，这种疏离感某种程度上让我感到舒适，此时的我任何积极的情绪都是装出来的，我的开心、兴奋和雀跃，都只是开心兴奋和雀跃样子的东西。我的身体不清澈，很浑浊。

直到有一天，我睁开了眼睛。那真是种解脱，舒服极了。世界停止了混乱，闪现出坚实的物质一面，陆地从海洋中剥离出来，冷飕飕的空气在口鼻尖穿梭，一股暖流从面颊传到脚趾，抬头正好撞见了低头的太阳。

我似乎在慢慢学会怎么和曾经可以让我沉溺其中的"毒品"友好相处，比如垃圾食品、游戏、网络上的碎片信息。机械地吃和刷的动作麻痹我的神经，毫无感情地沉溺在这些动作本身带来的刺激中。我一度把它们视为绝不可触碰的东西，但这种禁止会在我苦闷地寻找宣泄口的时候全面崩塌，更加无法处理和它们的关系。当我的意识慢慢在漩涡中回来，虚无、失落、自责的不适感驱使着我渴望和它们和解。很长一段时间我把原因归在自己的问题上，身体里的那个我很难过、很自卑、很封闭。在我慢慢了解现代加工食品是怎么通过物质和激素影响大脑神经和身体，人为控制的系统机制和信息的洪流是怎么迎合生理心理制造和传播出来后，那个我好像睁开了眼睛，那个一直紧绷的、警觉的弦松绑了，她知道这不是自己的错。我可以在里面游上一圈就上岸，带着情绪，享受着它们带给身体的影响，虽然不是每次但起码能够有做到的时候。我在想，我和很多无法与之友好相处的事物的关系问题似乎都可以用这种方法解决：首先认识它而不是躲，用已知来消解对未知的恐惧和逃避。

当我在尝试中找到了解决问题的方法时，一种从身体里生长出的真实的惊喜和雀跃弥漫向大脑，它是那么的真实，真实到我忽略他在我脸上显现出的形状，真实到身体里的每根血管都能触碰到。（图7-5-15）

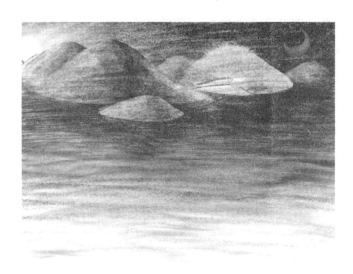

图 7-5-15　真实的感觉

4. 自我的勇气

蹒跚走着，

快步跑着，

都是在追逐若有若无的

自我的逃离。

生活在一种梦境中，你跑，却不能离开。

——小 D

　　除了对抗，小 D 还会有一个姿势是蜷缩。在疗愈师的内在指向的积极联想引导下，小 D 如此描述："有些时候，我会蜷缩在角落里，不做任何的行动。一动不动地待着，好像失去了站起来的力气。蜷缩着，什么创作都做不了。甚至思维都是静止的……我在近处的角落里，远远地，有白色的光亮。光很刺眼，我知道应该朝着这个方向去，但是动不了。处于创作呆滞的状态。"

小 D 说："当有外界扰动时我就习惯对抗，没有外界扰动时我就习惯蜷缩。对抗和蜷缩都是一种习惯。我以为蜷缩是站不起来，是走向光亮的路太长，是围墙太厚，是光太刺眼。我以为是没有力量，其实都不是，只是我习惯了蜷缩在墙角。"

在蜷缩和困顿的状态进行积极联想之后，小 D 说："刚开始的时候，我觉得光亮的地方特别远，也不知道怎么能走过去，似乎周围都是屏障和阻拦，但这些都是自加的枷锁。围墙并不是屏障，相反，它为蜷缩提供了很舒服的'背靠'。当看到围墙上的门时，我就明白了。就站起来，然后走过去。最开始的亮光，有些刺眼，有些冰冷。后来我才发现，那些亮光是游离着的创作思绪，当我走近时，才能发现它们。当我漫游在游离的思绪中，它们就会开始像之前那样生发、转变、析出和升华，最终经由我而成为独立的作品。"（图 7-5-19）

最近将工作坊的感受放进了项目里，从获得的经验来看，不是只有达到了 100 分才能够称得上"完成"。允许自己处在 80、90 甚至是 70 的位置，不要自为地放大目前位置和 100 分的那段小距离，去感受过程，感受内在力量的流动。过程中的尝试和"跑偏"会带来新的结果，虽然有瑕疵，但也会带来不能用这个评判体系来判定的惊喜。

小 D 说，很长一段时间我都把自在的自我当成敌人，我总是在她来势汹汹的时候对她进行压抑，所有的力量都用在和自我的对抗中，从而停滞不前，很多时候我都没办法把这个自己击退，从而陷入痛苦之中。我慢慢意识到，那个火焰并不是敌人，它是自己，是我最原本的力量，需要做的是倾听她的反馈，感受她的流动，找到真正压迫自己的是什么，而不是把这种压迫向内输送。当我开始感受到内在自我的警示，我听从她的声音，我的意识也慢慢在漩涡中回来。那个我好像睁开了眼睛，那个一直紧绷的、警觉的弦松绑了，她知道这不是自己的错。我可

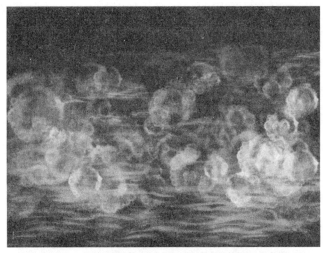

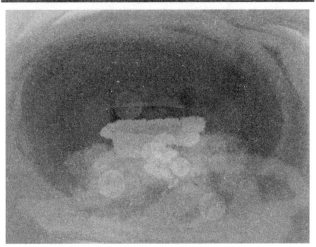

图 7-5-19　生发、转变、析出和升华

以在里面游上一圈就上岸，带着情绪，带着感受，享受着它们带给身体的影响，虽然不是每次，但起码能够做到了。当我正确看待身体的声音和需求，我就能感受到身体发出的强烈信号，也能从对抗中松绑，平和地听从她的预警，很快地恢复，回到满血状态。我开始思考和调整自己应对外界的模式。

"火焰生成，自为地贴上标签"。火焰可以是既定的、具象化的，且不容被降级的目标结果，可以是外界来的，预期之外的打扰，也可以是任务本身自带的各种限制。我需要去感受到底是什么又被我当作了火焰，预期目标的形象是不可改变的吗？外界突然来的打扰怎么安排到目前的进程中去？任务的限定是什么？它真的是可以有那么大的力量影响我吗？还是我赋予了它额外的力量？

身体进入对抗火焰的状态。这是我身体发出的警示信号，她提醒我又把一些东西当作了火焰，贴上了标签。她不是我的敌人，我更不能把所有的力量用在压抑她上。当我开始做某些宣泄式的伤害自己的行为时，我需要停下来，回答第一步，去感受到底是什么影响了我。

从角落站起来，穿过那堵自为的墙。当我把外来的力量自我化解后，当我和内在的自己友好相处后，来自身体的力量也就慢慢流动了起来。我不再被沉溺于水里蜷缩，或者半悬在水面挣扎，我开始在水面上自由呼吸，自在游动。（图7-5-20）

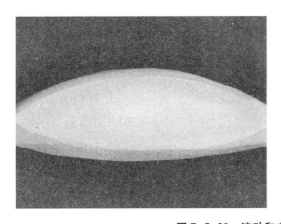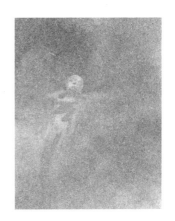

图7-5-20 流动和自在

六、创造的意外

在任何创造活动中，不可预见性是一定的。受到目的论的影响，个体的创造过程可能倾向于否定不可预见性。创作者带着初始的期待开始创作，并希望作品最终能按照预想的计划来实现，"意外"是讨厌的、令人生气的。创作者希望彻底消灭"意外"，因此当出现"意外"时，创作者会产生无力、失望、生气、厌烦的情绪，立即启动删除模式，尽力将意外出现的"歧路"消除，让创作回到预设的"应该"的路径上，继续进行。当这种删除模式不能达到效果时，创作者很可能陷入一种绝望的心境中，感觉"一切都搞砸了"，放弃或者毁掉被"意外"搞乱的作品。

然而，"意外"是创作中的不可预见性，它极有可能是意识之下创作之源的涌现，是自发的创造性的表达和象征。自发的创造性很可能不按预设的方向发展，因为它不是一种重复，而是一种新的形成，因此并不是"意外"搅乱了创作的思路，更可能的是，预设的思路阻断了创造的自发性，预设可能是创造性表达中真正的捣乱者。

帕格森认为，"我们的智慧竭力排斥绝对的独特性和不可预测性的观念。智慧的基本功能在于引导我们的行为，为我们对某些事物的行为作准备，使我们在一个特定情景中预见到后来可能出现的有利和不利的事件"。[①] 智慧的这种基本功能能够保护我们远离危险，维持生存。可预见性能够帮助个体更大概率地远离危险。智慧的这一功能十分强大，必然会在创造过程中发挥作用，因此我们在创作过程中，需要应对智慧的干扰。将智慧所排斥的不可预测性重新找回来，也就是唤醒"艺术对自然的自发性的一种潜在信念"。

需要注意的是，创作中被唤醒的不可预见性，会让个体处于不安的心境中，可预测性所带来的稳定感和安全感会暂时退场，不可预见暂时将自我置于不可把控的环境中，因而可能产生焦虑。为了避免焦虑，个

---

① 亨利·帕格森. 创造进化论［M］. 姜志辉，译. 北京：商务印书馆，2019：152.

体可能会选择快速方式解决掉这种不安，比如放弃眼前的作品，或者尽可能避免意外（采用熟悉的手法，遵循传统的方式等）。焦虑源于对未知的恐惧，解决焦虑就是将未知变为已知，将不可预见变为可预测，焦虑和不安的解决，拒绝了不可预测性，也就可能失去了自发的创造力。因此创作者受困于无法真正创造，抱怨自己无法创新时，殊不知这正是消除不可预测性的必然代价。有时创作者会把这种"意外"的发生归为自己技法不精，对材料把控不够，因此而责怪自己或者抱怨材料。

个体意识到的创作思路和想法，是一种意识到的思维，它的产生并不是循着一条预期可见路径呈现于前，就像智慧表象的产生一样，而是在黑暗中模糊的东西逐渐凝固形成的，这种模糊的、流动的东西正是创造思维形成的源泉。黑暗是因为未达到意识。这种黑暗部分凝固的过程，正是创造中的弥散认知①，或者称为弥散意象。创造中的弥散认知功能，埃伦茨威格这样描述："无意识的弥散意象，以及它的梦幻似的弥散目光被利用来进行高度技术性的工作，协助建立艺术的复杂秩序。艺术家从无数次经验中认识到，他可以让意识失去控制，然后便会有新的想法奇迹般地不知道从什么地方突然冒出来，并带来他盼望已久的问题的解答。""准确和稳定的注意只存在于意识层次中，但是在较深的，通常是无意识的层次中，意识的狭小焦点扩大为一种广阔的包罗万象的审视。"

茨威格认为，意识不能掌握创作的形式过程，因为有意识的注意过于准确、过于狭隘。有意识的注意集中于重复的东西，它不考虑时间的作用，需要准确和可把握。如果面对的是不断流动变化的对象，有意识注意会变得无法集中指向。因此，创造过程中的流动性，正是这种有意

---

①　周宪. 走向创造的境界：艺术创造力的心理学探索［M］. 南京：南京大学出版社，2009：143.

识的注意所不欢迎的。如何面对"意外"，暗含着创作者对不可预测性的态度，决定了无意识层面包罗万象的创造性审视是否能够被意识捕获，是否能最终凝聚成闪光的创造性思路。

创造疗愈案例之六：突破禁锢，自由起舞。

1. 自由与限制的连接

创作对我来说或许还是一件陌生的事情。由于本科专业的缘故，我的绘画机会与实践有限，而在我少有的自发创作的过程中，我常常感到混乱和无所适从。从小的绘画训练让我拥有一定的造型能力，我可以把一幅素描画得像一张照片，我可以把名家的作品临摹到极度相似，但当我自己面对一张空白的画纸，我迟迟不知道该如何起笔。我不知道先画点还是先描线，我不知道该用哪个颜色，我也不知道我想要什么效果……手上已经画过千万幅，眼睛已经欣赏过千万幅，脑海里有千万种绘画方式，可我仍然不知道怎么开始。

开始之后，我不喜欢中途停止。我觉得自己是急于求成、急于知道结果，所以才会花八九个小时坐在那里一步也不离开直到一幅画完成。我讨厌画到一半停止，第二天醒来才接续，那时候仿佛已经跟画作隔了一层，跟昨天的自己也隔了一层。就要坐在那里一直画，一直画，一直画，等完成的那一刻才突然感到腰酸背痛、双眼发胀、手指僵麻。现实中的绘画过程常常被打断、分隔，而打断与分隔让我获得了一个新的视角，却也还不清楚新的视角是否是我需要的。

我喜欢细节，细节让我专注——可能是因为画了很多年素描的缘故，素描因细节才逼真。我在绘画中常常钻到一个微小的、给我安全感的细节中去，把那里打造得精致而华丽。后来我也学会了安排疏密、有粗有细、有张有弛，他们说这样一幅画才会呼吸、才有韵律感、才会好看。就此前我所有的创作而言，我还没有主动想要传达什么思想或情

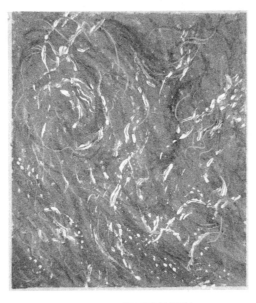

图 7-6-1　舒适区的限制

绪，我只是在尽力让一幅画好看起来。或许这是构建个人艺术审美的一
个过程，但个人艺术审美很难独立存在……我都没有把握，因为害怕画
得难看，尽管我常常认为美的定义是有无限可能的。

　　小 Z 在创作中有表达的欲望，但苦恼于不知如何起笔，对于创作有
很多顾虑，她会设定预期，但她常常因为过程中的一些偏差而受到很大
影响。她总会以"现在不是最好的时候"为理由延迟开始，小 Z 告诉
自己可以做更多准备，收集更多素材，但是开始前的准备似乎没完没
了。疗愈师请小 Z 开始空旷地带命题积极联想（见第五章第二节）。

　　接下来，小 Z 在疗愈师的引导下使用红色和黄色两种色彩，进行 5
分钟的随意创作。（图 7-6-2）小 Z 感觉 5 分钟的时间过得好快，她提
到如果有时间她会把白色的部分填满，在画的过程中感觉有一些紧张，
但是还好。小 Z 选用了饱和度不高的红色和黄色，"看上去还不错，整
体我还挺满意"。

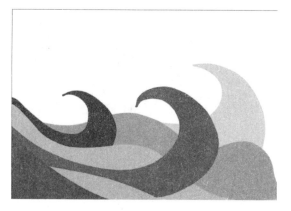

图 7-6-2　限制之下的红和黄

小 Z 回顾时谈到，自己拿到任务时并没有特意想什么，也没有准备什么。只是感觉时间很短，画一些色块比较好。整个画面的形状和构图是在绘画过程中自然生成的。在这个有一定时间和条件限制的任务中，小 Z 会觉得有些压力，但完成的过程很自然，不知不觉就打破了完全自由选择时的限制和束缚。之后，小 Z 用了更长时间完成了图 7-6-3。她很喜欢最后的成图，红色和黄色的画面基础让她没有局限在蓝绿色里面，她觉得很开心。

下面是小 Z 疗愈的积极书写

　　创作中的自我感知其实很大程度上就是个人内心的自我察觉。我开始尝试正视自己，以及那些曾被我视为"性格缺陷"的东西。虽然我仍然想要去改变它们，但首先我需要接受它们。这个部分花了一些时间完成，很喜欢。如果没有图 7-6-2，肯定不会画出这个图案（图 7-6-3），但是画出来了，也很喜欢。不同的我，感受到了自由和限制之下的连接。

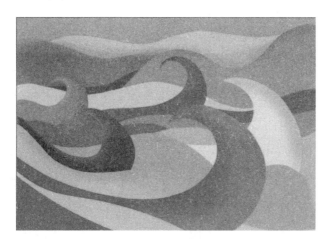

图 7-6-3 完成的红和黄

2. 走出舒适圈

蓝绿色系是我的舒适圈，无人打扰是我的舒适圈，幻想自己能够变得更好或许也是我的舒适圈。我知道舒适圈之外有各种可能性，或许是意想不到的惊喜，或许是惊吓、恐惧、悲伤，但我还是希望能够一步步慢慢走出舒适圈。（图 7-6-4）

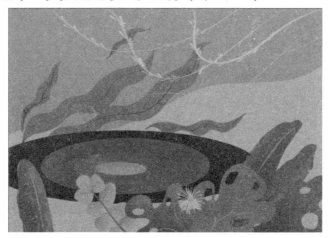

图 7-6-4 舒适圈

　　小Z关注到自己想要打破舒适圈，寻求突破的愿望。虽然有强烈的愿望，但小Z一旦尝试突破舒适圈，就会感觉到害怕和不安。小Z认为自己的害怕和不安是因为无法真实地表达自己，并且对自己的表达不够自信。因为小Z在意别人的评价，害怕别人的评价，不管他人给予的评价是批评还是表扬，小Z都害怕，总会担心和不安。因此，小Z在众人面前非常谨慎和小心。当小Z锚定和具象化这种情绪时，她描画了图7-6-5。疗愈师留意到在表达这份情绪时，小Z 5分钟左右就完成了画面，也没有对细节勾画反复补充，并且选择了紫色、黑色等她并不"偏好、保险"的颜色。小Z说，这是一次直抒胸臆的表达，似乎完全忽略了疗愈师，也没有考虑到疗愈师是否会评价，只是直接、专心表达。

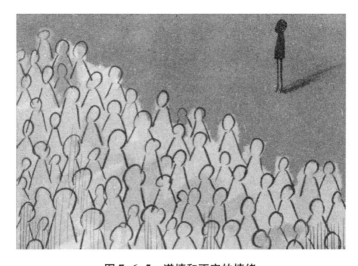

图7-6-5　谨慎和不安的情绪

　　疗愈师："画面中黑色的小人她在害怕什么？"

　　小Z："她害怕自己会说什么或者做什么不对的，害怕这些被别人发现。"

　　疗愈师："她会说什么不对的？或者做什么不对的？"

小Z："犯一些常识性的错误；说一些不合时宜的话。"

疗愈师："什么是不合时宜的话？她经常会说吗？"

小Z："好像没有，她几乎从来没有说过。"

疗愈师："所以说出来一些不合时宜的话，只是她自己的担心，但她其实从来没有做过。"

小Z："是的。她没有说过什么不合时宜的话。"

疗愈师："常识性错误呢？"

小Z："如果她不知道某个常识或者某些知识，或者表达的时候有口误，就会出错。"

疗愈师："如果她有口误，你是听众，会觉得怎么样？"

小Z："偶尔口误没什么呢，我可能都不一定听出来。"

疗愈师："如果是不知道一些知识而出错呢？"

小Z："她也不是权威，权威也不可能全知道。不知道说明知识储备不够，对她是一种提醒吧。"

对话之后，小Z和疗愈师讨论小Z的害怕，说"不合时宜的话"这个错误小Z从来不会发生，"犯常识性的错误"好像也无大碍，台下的观众不会挑剔和指责她，可能还会为她站到台上的勇气而鼓掌。小Z重新调整了图7-6-5，对面的小人伸出了手，拿着花，戴着帽子。小Z说，新加的部分代表她和观众们不再是对立的关系，她虽然站在台上，但是她和台下的个体之间建立起了某种联系，这是一种更好的联系。（图7-6-6）

小Z在结束部分书写道："我的不自信一半来自个人阅历与积累的不足，一半来自对内心臆想出来的几乎不可能发生的事情的担忧。很多时候需要看清楚自己真正在担心什么，然后去解决它。我的创作过程其实也就是与自己对话的过程，我希望我能与自己和解，不太过在意别人

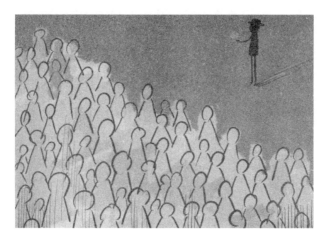

图 7-6-6　新的联系

的看法，不给自己增加太多的束缚。不束缚自己、不给自己设限，这很重要。"

接下来，小 Z 完成一幅以房子为主题的画。（图 7-6-7）这是一个山脚下的小平房，周围有一圈栅栏，房子前面有一片空地，"能将房子和周围区别开来"。画完之后，小 Z 说不太满意，但是暂时不知道怎么修改。

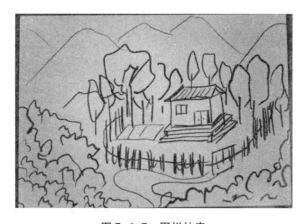

图 7-6-7　围栏的房

一周之后，小 Z 带来了她调整之后的画面。（图 7-6-8）小 Z 在原来房子的基础上进行了较大的调整，借鉴了最近去杭州看到的江南房屋设计。小 Z 说："我把围栏打开了，周围的树也做了调整，房子前面加上了一条路，这条路似乎可以延伸很远。"小 Z 觉得对这个房子的主题画她很满意。

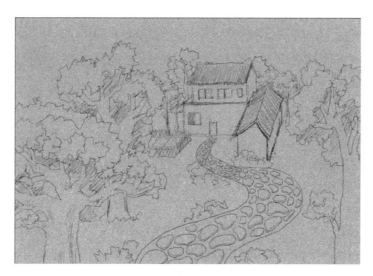

图 7-6-8　有路的房

带着疗愈的感受，小 Z 尝试画了她一直想画但不敢碰的主题——水母。这幅画花了两天的时间完成，画面整体的风格是黑色背景上的紫色，除了水母还有一些海草和海星，飘逸而深邃，会让人联想到深邃的大海深处会发生一些神奇的故事。小 Z 说，第一次画这个主题，画完发现没有一点恐惧和害怕，很喜欢，过程很享受。（图 7-6-9）

3. 禁锢的恐惧与力量

小 Z 说："内在的一些创作想法和念头被外面蓝绿色的网格束缚着，这些网格既是束缚也是安全的保护，里面的东西凌乱地挣扎着，似乎想出来，但是又害怕出来，也不知道怎么出来。"（图 7-6-10）

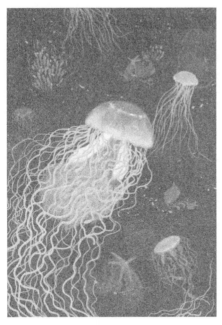 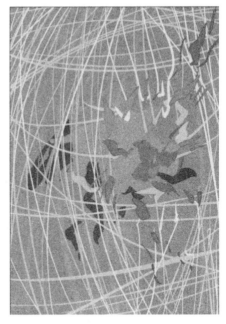

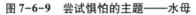

图 7-6-9　尝试惧怕的主题——水母　　　　图 7-6-10　束缚和保护的内在

　　小 Z 细述了凌乱的内在想出来又不敢出来的矛盾，出来或者不出来似乎都不是她想要的。从矛盾的体验出发，小 Z 开始内在指向的积极联想，"这些内在的东西，它们理想的状态是什么？"小 Z 觉得应该有一扇门，她有这扇门的钥匙。她需要内在东西的时候，她就把门打开，让它们从这扇门里面缓缓地流出来；不需要的时候，她就能关上门，内在的东西就会乖乖地待在门里面，她不用担心它们会自己跑出来。小 Z 希望自己对内在有绝对的主动性和控制力，但这是一种理想的状态，小 Z 觉得这不可能做到。（图 7-6-11）

　　"上面这种理想的状态不能实现，那最现实的状态可能是什么？"小 Z 觉得也许图 7-6-12 是能够实现的目标和状态。内在的它们能够有所选择地从这个框里面一点一点出来，这可能是目前小 Z 觉得自己能够做到的，里面那些不确定的东西在出来之前先定型，然后根据小 Z 的需

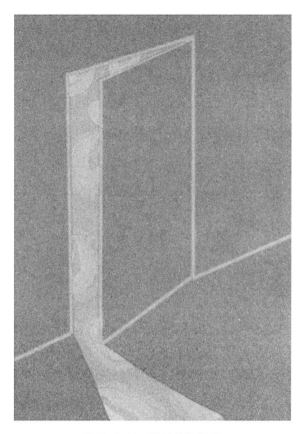

图 7-6-11　理想的控制感

要呈现，这样既是安全的，也是可控的。不会出问题，也可以有所表达。（图 7-6-12）

　　图 7-6-12 中红色部分是小 Z 惧怕的，她怕自己不能控制，担心失控带来不愿意出现的状况，所以用横竖网线牢牢地绑住它们，只是开了一个小窗，以保证它们出来的时候被定型为合适的。这种可能的恐惧始终在小 Z 的心里，无法消除，也是她创作不能开始、不够大胆和无法突破的绊脚石。

　　疗愈师引导小 Z 聚焦在内在恐惧部分，采用锚定技术，请小 Z 将她

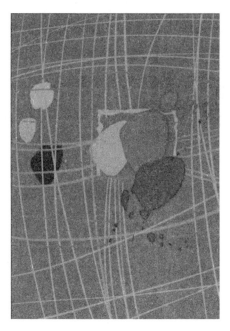

图 7-6-12　接受的控制感

所惧怕的内在具象化。小 Z 这部分进行得很顺利，她用图 7-6-13 的画面呈现她所感觉到的害怕失控的内在部分：画面中蓝绿色的力量变得很弱，红色部分变得尖锐而具有挑衅意味着，蓝绿色的部分是小 Z 感到安全和熟悉的，线条柔软流动，橙红色的部分棱角分明，小 Z 担心橙红色会入侵，赶走蓝绿色的部分。当小 Z 完成图 7-6-13 之后，花了一些时间停留在画面。小 Z 发现，蓝绿色和橙红色共同存在于画面，有一种内在的和谐，蓝绿色是柔软的，橙红色是刚硬的，但两部分各有各的力量。蓝绿色部分并不会因为橙红色部分而被赶走和消失，它们在这个空间里，各自都有自己的位置。小 Z 说："也许两部分是互补的，原本我所害怕的刚硬的部分，反而是需要的。"

　　下面是小 Z 疗愈的积极书写。

　　我臆想出来的几乎不可能发生的恐慌已经在我脑海里存留多年，而

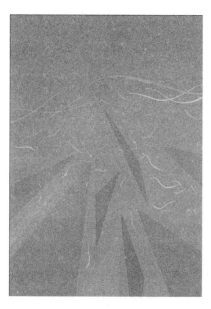

图 7-6-13　内在的惧怕

我的不自信又深深加重了这种害怕的情绪。这一次疗愈过程同样带给了我很多不一样的感受，很多期待，很多探索的兴奋。我好像有更多勇气能够面对一些回避的情绪。我的这张画主要表述的就是自己另一些非正面的情绪：迷茫、困惑、徘徊。（图 7-6-14）其实在这很多次的绘画中，我没有一次不是在临近时才开始动笔的，这个比较"根深蒂固"的拖延依旧存在。我也并没有哪怕一次是怀着大于百分之五十以上的确定性开始动笔的，只是在"不得已"需要动笔之后，在真正开始一笔一笔画出来之后，我的确定性慢慢增加，最后出来的结果也都能接受，甚至有的是超出预期的喜欢。

这一次橙红色的呈现让我有一种新的感受。惧怕之中又兼有尝试的诱惑，画面呈现的方式让我觉得安全，我尝试带着这种惧怕和诱惑的感受让恐惧的东西在画面上自由出来，最后的画面如图 7-6-15。

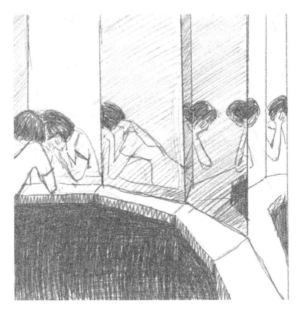

图 7-6-14　非正面的情绪：迷茫、困惑、徘徊

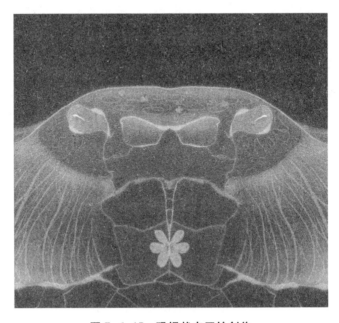

图 7-6-15　恐惧状态开始创作

在画的过程中完全没有恐惧，整个过程挺自然，少了些限制。可能恐惧的东西只有被困住的时候才会有杀伤力，当它自由流动时反倒成了创造性的一部分。网绳、门或者开窗都是一种控制和限制，当有力量的内在感受到被控制和限制时，就会转变为让你恐惧的感受，反过来控制和限制你。所以它们需要的是自由、流动，让力量发挥，这样它们就会友好而积极。

在最开始的关于创作的论述里我提到了"陌生""混乱""无所适从"，我的心态位于很想画出些什么却不知道画什么的矛盾之中。我认为我害怕开始、害怕未知，其实害怕的是一些自己无端的揣测和个人能力的不够强大，而这两样中，前者并不存在，后者则是人必经的成长之路。

这一次工作坊出现的时间非常地恰到好处，正处于我获得了一个新的绘画工具——平板电脑，却由于个人心态上的种种原因迟迟没有开始尝试的时候。工作坊成了一个契机，也成了一种稍带强制性的推动因素，我开始用不熟练的绘画工具探索着进行各种尝试，渐渐地，我的创作不仅仅限于每次交流后需要完成的几张图像，而是有了更多自发性的绘画。

在每一次的创作过程中，我都会时不时感受到迷茫和未知。从最开始的害怕他们，到用其他东西限制他们，再到与他们和平共处，直至很多时候意识不到他们。他们其实一直都存在。画面在创作过程中充满了无限可能，所以永远会有未知，但我可以以一种全新的态度观察他们、观察自己，最后意识不到他们，也意识不到自己。

现在的每一次创作开始时依旧会有不知所措，仿佛身处山石缝隙，我不知道前方的风景是什么样子，但我也不害怕往前走。开始得越多、走得越多就会发现，每一次到达的地方都是令人欣喜的，每一次画面最后呈现的也都是令人欣喜的。尽管我依旧在进行探索性、尝试性的创作，但我不再那么排斥未知的恐惧感，而是把它放在一边，与它同行。（如图 7-6-16）

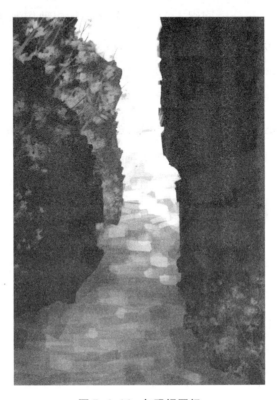

图 7-6-16   与恐惧同行

曾经我常常急于看到成果，我希望我能够快速地到达一个很远的地方。但其实急功近利是不现实的，而探索的过程同样美妙。当我专注于那些线条、颜色、笔触的形态与方向时，我会进入一个全新的境地，无人评论、无人催促、无人观赏，我自给自足，或者说我也忘了我。这样的境地是纯粹的，我很久没有体验过这样单纯的专注。画画过程中进入的专注与做其他事情是完全不同的，我很喜欢这样的感觉。（如图 7-6-17）

令人欣喜的是，随着创作经验的积累和满意的画面效果不断增多，每一次开始的时候，内心关于画面正向结果的确定性不断增加，自我肯

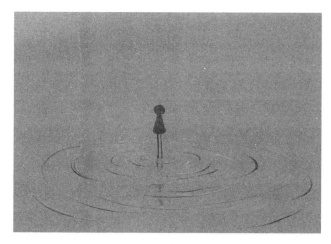

图 7-6-17　单纯的专注感

定的底气不断增加，每一次都能够更加快速、更加容易地开始，形成一个良性循环。还有另一个良性循环是，我在外出时看到的很多美好的景色与事物，能够成为非常棒的创作素材，也能够激发我强烈的创作欲望，当我完成这些作品之后，会越来越渴望外出，探索外界、丰富生活，获得更多积极的、正面的心态面对包括创作在内的一切事物。

　　作品是我的一部分，是我真实性情的表达，是我理想的呈现，是我所见所闻所感的内化。而当作品摆放在环境里，被其他观者观看时，作品又变得独立于我本身，成为一个独立的自洽的世界。这个世界在不同人眼里可能有不同的样貌，带给不同的人不同的感受，当然也应该会有相似的部分。但是作品又不会完全脱离我本身，所有的观看最后也能够回到作者。视觉化的呈现会比文字更抽象些，也更强烈、更多元些。（如图 7-6-18）

　　创作过程也是个人性格的反映，所以当我在创作时的心态开始变化的时候，我待人接物的态度似乎也发生了一些转变。所以创作与个人生活的密切关系，不仅在于互相映照，更在于互相影响。我期待日后

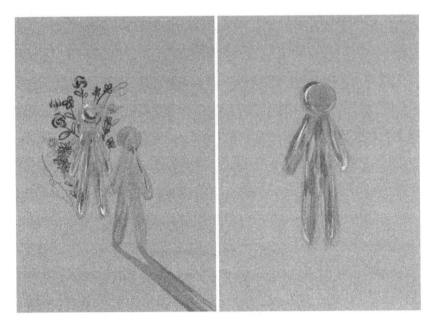

图 7-6-18　独立而自洽的作品

的创作能够带来更多意想不到的惊喜，也期待以后的生活能够始终丰富多彩。

七、意识、符号与身体

语言作为一种最典型的符号，为意识服务。语言所包含的抽象性，满足意识搭建外部框架，从有限扩展到无限的需要。因此，语言是抽离了本能丰富性和生动性的符号表征，具有思维性和意识性。当要与直觉相连接时，语言会成为禁锢，因此要更多借助语言以外的表征工具，如绘画。语言以外的表征，不会抽象和脱干本能的内容性和情感性，会使直接的表象和意象被看见。因此在针对创造性的工作时，要谨慎使用语言。

意识追求确定性，它力图使一切都变得可以控制和把握。意识与熟悉的旧对象打交道会自如和胜任，因此有时候意识用组装旧对象的方式佯装创造。因为这是它更易于工作的方式，而意识和本能相比，往往占据主导。因此要警惕意识的这种虚假。意识在创造过程中，并不完全是破坏者。意识所具有的抽象性和延伸性，能够使创造向着更广大的方向发展。"有些东西，唯有意识才能去寻找，但意识无法靠自己找到它们；而有些东西，唯有本能才能找到，但本能从不寻找它们"①。这提示我们，意识不能单独行动，当它单独行动时，它就陷入确定性和抽象性的局限中，放弃创造，固守旧的东西，维持自如的状态。也不能让本能单独发挥作用，因为本能会懒惰地待在有限的位置，而不主动出击。因此在创造性活动中，意识应当充当马，而本能则是骑马的人，意识有动力不断向前向外寻找，但是骑马的人会告诉它哪些是陈规，要放弃，哪些是新生事物，能保留。骑马的人，借助马匹能够持续上路，而不会停留在远处。从这个意义上讲，本能是方向，意识是动力。本能应该为意识指路和抉择。这同日常生活有很大区别。通常我们使用意识，让我们的生活具有秩序，避免不确定性，获得安全感，控制本能，避免冲动。在创造中，恰恰相反。

要同日常生活区别开来，最有效的方式是减少语言的介入。如前所说，语言作为一种符号，是意识发挥功能最重要的武器，它能够将事物精简地概括为最简单的形式，以便意识能将其作为熟悉的事物来加以理解，以避免接触新的事物。在创作中，要削弱语言的使用，回到实在本身，借助本能的感知和体验来把握事物。尽量减少使用语言来描述和抽象概括，回到意象本身，回到身体感知，启动语言之外的表征和认识。

创造疗愈案例之七：爱上太阳底下的我。

我在创作中内心会觉得工作程序繁杂，重复的工作反复进行导致枯燥乏味，无法深入完成一个满意的作品，常常进行了开头的设想，就没

①　帕格森.创造进化论［M］.姜志辉，译.北京：商务印书馆，2019：127.

有了实现它的动力和欲望。面对枯燥的软件，或者是重复多张的画面，我常常会选择比较轻松的方式去实现自己的作品，但往往效果不尽如人意，与我最初的想法相距甚远，但仍然投入了大量时间。为此，我的专业方向不断调整，尽量避免走入这样的怪圈中。内心也时常怀疑自己能否做出让自己满意的作品来，曾经对画画的那份热爱也渐渐消磨，怀念在纸上作画的感觉，但拿起画笔内心就充满了恐惧，对闪着光的电脑屏幕也有了反感，刚坐下几分钟就浑身不适。这种情况在疫情期间感觉更甚，之后花了三四个月没有碰画画有关的东西才慢慢调整一些。现在也是只能进行一些没有什么深度的作品创作，对自己的专业能力仍然有着一些不太自信的感觉，再加上家人也从事创作的工作，经常对我的作品进行一些言语上的嘲讽和打击，再看看身边同学优秀的作品，更是深感无力与迷茫，对自己的创作不知如何进行下去，总怕创作出来的东西被人嘲笑，不敢坚持自己的主见，很容易被别人的评价牵着走，甚至在作品中去迎合他人的喜好，但这样往往更加让我沮丧。（图7-7-1）我也希望能尽快找到积极的自我，创作出令自己满意的作品，重新找回自信。

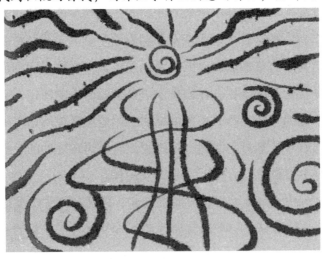

图7-7-1 创作的困顿

1. 两个"我"

小Y在初次工作的时候，特别急切地询问疗愈师关于疗愈工作的进展、安排、预期目标和自己的任务，对话间显得急切焦虑。小Y坦言习惯了在确定的目标、指导和任务计划下工作，面对不确定会不习惯，感觉到慌张和迷茫。小Y担心电脑对身体的影响，身体感觉到不舒服，并且小Y将此作为自己轻松或者敷衍创作的理由，她选择简单轻松的方式去完成创作，削弱了艺术性和充分表达的可能，但自己对作品明显不满意。面对别人的意见和建议，小Y因为找不到坚持想法的理由，不知道该怎么坚持，因此很容易放弃自己的想法，但是小Y又非常讨厌随便放弃想法的自己，内在自我想要发声，但不知道如何发声，不确定自己的声音是否足够震耳欲聋，欲立而不知如何立。

疗愈工作从小Y的身体感受开始。小Y描述当自己在电脑前面工作时，感觉身体僵硬，全身疼痛，非常不舒服，"脆得我都担心一不注意就会被折断了"。（图7-7-2）但是小Y的身体并不总是这么僵硬，当她跑步、游泳时，会觉得身体是舒展、自由、健康和流

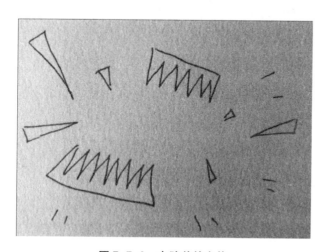

图 7-7-2 电脑前的身体

畅的。（图7-7-3）小Y的身体感受在两个场景中完全不同，并且一旦坐到电脑前，僵硬感很快就会遍布全身。

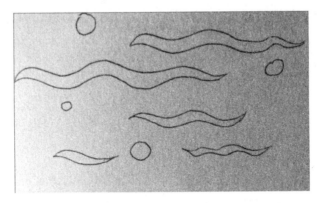

图7-7-3　运动中的身体

疗愈师请小Y进行空旷地带的积极联想（见第五章第二节）。

下面是小Y的积极疗愈书写。

当我联想自己飞过去和海对面的自己交流时，眼角有些温温湿意，原来自己一直在那儿等着我过去了解，是自己一直犹豫不定错过了很多和她对话的机会。也体会到了自己对未知的恐惧和不确定感，其实内在的自己已经告诉我了一切自有安排，不用去给自己那些无谓的压力，放松一点，我其实就是一个会散发光的小太阳，我一直就生活在温暖的阳光中，体会着色彩缤纷的世界，我想好好地抱抱那个阳光中的自己，想说你真的很棒。（图7-7-4）这一周感觉在工作的过程中更自信了一些，能够深入小组的讨论中，自己的一点想法也能在小组中进行阐述。

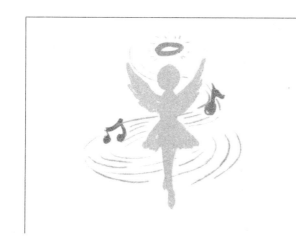

图 7-7-4　阳光中的自己

2. 迎面的转化

随后，疗愈师邀请小 Y 进行积极意象自我对话：

墙上的她："你到底喜欢和热爱的是什么？你想要的是什么？是钱吗？是名利吗？是好的分数吗？是奖学金吗？都不是？你到底想要什么？"

太阳下的她："爱吧，无条件的爱，不论怎么样都会一直有的爱，没有附加，没有条件。"

墙上的她："这种爱的感受是什么样的呢？"

太阳下的她："这种爱的感受是什么样的呢？"

小 Y 先用图 7-7-5 左边部分来描述这种爱的感受，画完之后又将黑色的背景替换成了白色，如右边所示。小 Y 说这种热爱，没有条件，没有附加的功利，所以很轻盈，像翩翩起舞的白丝带，自在愉悦，同时又像粉红色的背景始终会带给个体温暖，这种热爱和喜欢还包含着希望和生长，鲜绿色的新芽就是这个意象。原本用了黑色的背景，是想凸显白丝带的飘逸，画完之后感觉有些重，换成白色背景就刚刚好。

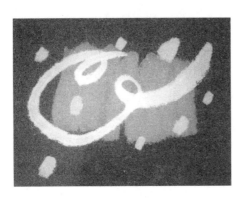

图 7-7-5   爱的感受

　　小 Y 在创作时选择简单轻松的方式去完成，她觉得这样避重就轻的完成方式削弱了艺术性和充分表达的可能，完成的作品自己不满意。为什么会选择这种方式，小 Y 觉得是因为不敢表达，有一些自己恐惧的东西在阻碍。疗愈师请小 Y 锚定并具象化表达内心中的这种恐惧感受。小 Y 画了图 7-7-6，恐惧的部分像变形的巨大的怪物创作就像一只小乌龟，蜷缩着，低着头，乌龟的头顶上罩着乌云，变形的怪物向乌龟迎面扑来，似乎向着乌龟越逼越近。小 Y 说当自己创作的时候，就会沉浸在这种蜷缩和恐惧的状态中，不敢向前，只能草率地匆匆结束。

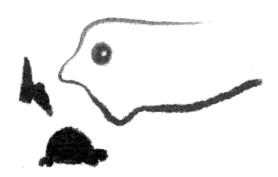

图 7-7-6   内心的恐惧感

　　从画面图 7-7-6 开始，小 Y 继续进行内在指向的积极联想。"如果乌龟硬着头皮按自己的步调继续往前走，会发生什么？"小 Y 产生的画面是乌龟继续向前可能会游到海面上，这时候躲在它里面的小人能爬到乌龟背上，恐惧的变形怪兽缠绕着更多的乌云，在海面上飘散开来。（图7-7-7）再往前走，乌云慢慢散开，海面上出现了太阳，乌龟上的金黄色小人变成蝴蝶在海面上自由飞舞。（图7-7-8）

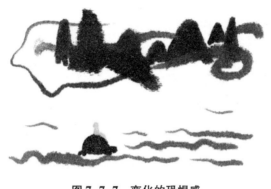

图7-7-7 变化的恐惧感

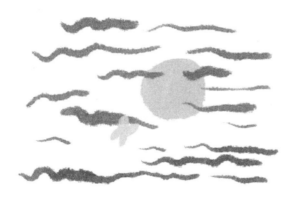

图7-7-8 恐惧消散之后

这段积极联想结束之后，小Y感觉轻松了很多。小Y意识到恐惧的变形怪物并不如自己所恐惧的那么强大，它只是一段的存在，当乌龟停滞不前的时候，这种恐惧就会和它僵持着，并且在僵持中被放大。一旦乌龟往前行进，就会发现变形怪物的本质，即它可能会带来一些影响，但是并不会吞没乌龟，并且随着乌龟勇敢地往前走，变形怪物会自行逐渐消失，乌龟能够来到一片新的时空中，没有乌云环绕就不能来到洒满阳光的海面。小 Y 说："只要一路行进，原本恐惧的才会消散和改变，并且因此而带来新的天地。恐惧也可以是创作的源泉，关键在于你是停滞不前还是迎面而上。"小 Y 在积极联想中看到了变形怪物的改变，有了和恐惧共存的体验，感知到恐惧转变为创作能量的可能性。

下面是小 Y 的积极疗愈书写。

　　这一次我的感受很愉悦放松，感觉内心的卡点得到了疏解，意识到不应该逃避内心的恐惧，而后将它转变为只属于我的独特的个性，这些都是我的一部分，它们存在在那里，它们存在的意义就是给我爱的感觉，它们都是爱，都是我源源不断的想象力与创造力。我很长一段时间没有创造属于自己的东西，可能就是封闭了内心，不去感受恐惧，也感受不了爱，现在无论什么感受我都能接受它，把它变成我的作品，那是我身上的东西，我会很好地爱它，爱我的作品。（图 7-7-9）

图 7-7-9　轻盈的爱

3. 燃烧的火焰

小 Y 能强烈地感受到内在自我想要发声，但是不知道如何才能发出声音，不确定自己发出的声音是不是能足够强，也因为不确定，当自己的声音遭到别人的异议时，小 Y 就很容易放弃，她非常讨厌轻易放弃想法的自己，但是又找不到坚持想法的理由，没有坚持的信心。

针对内在的这种困顿感，疗愈师使用锚定和具象化技术，小 Y 将内心中创作意念被困住，欲立而不知如何立的感受表达为图 7-7-10。从画面上看，鲜红色的内在有闪耀发光的内核，但是这些光束却不能穿过内在表现于外。身体像是一个消光盔甲，所有创作的闪光都被消融。身体不让它出来，因为担心它出来之后不够闪光，不够精彩。

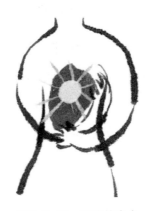

图 7-7-10　困住的意念

小 Y 希望自己内在的创作表达出来是什么样的？小 Y 说，好像它应该是在舞台中央，聚光灯下，鲜红而炙热，被所有人认可，获得所有人的喝彩，"就像站在舞台中央精彩演绎的歌手"。（图 7-7-11）看着图 7-7-11，小 Y 说："这么看起来，好累呀。一出来就要在聚光灯下，不能出错，十足精彩，这要求太高了。"小 Y 想起了上一次两个我的对话，重新谈论无条件的真正的热爱和喜欢，以及轻盈而自由的表达。小 Y 意识到如果要求每一次自己的创作都要像聚光灯下的表演，那不是真正的表达，那是有无数附加和捆绑的展示，创作当然不可能很好地完成。

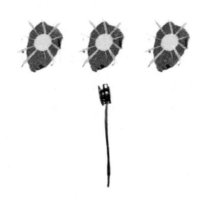

图 7-7-11　聚光灯下的压力

　　小 Y 继续积极联想无条件的自由创作状态，她觉得应该是图 7-7-12 的样子：内心的创作意念可以有不同的表达，一旦它们被表达，就是自由的。"它们不一定成为聚光灯下的关注点，它们可能只是芸芸众生中的一员，但是每一个它都是独特自在的。"每一个创作都是经由小 Y 产生的，所以她对它们都要深深地爱和喜欢，不管它们平凡与否。在这种创作状态下，小 Y 觉得炙热的创作意念不再被困在身体里，而是被她捧在手心，她充满爱意地注视着创作意念，爱着每一个作品。小 Y 摆脱了对作品过分的期待和功利，回到了带着无条件的爱的创作状态下，解开了禁锢的身体，看见了爱和关注、温柔的对待、不含期许的疼爱（图 7-7-13）。

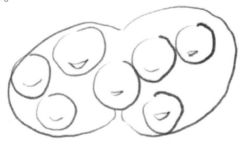

图 7-7-12　自由表达意念

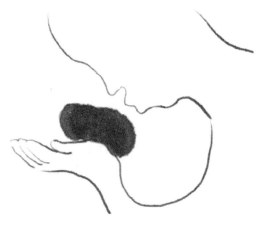

图 7-7-13　爱和关注

下面是小 Y 的积极疗愈书写。

　　这一次的过程让我更深层次地和内心的热爱进行了对话，面对自己的热爱我竟然把它死死地压抑住，导致自己活在纠结迷茫中。其实，与它和解，温柔地对待它，它会指引我正确的方向，而以前的我只选择忽略它的挣扎，甚至把它压住。现在我也慢慢释然了，现在感觉心里的那团火热平静了很多，它也是我的一部分，给我生命力的一部分，如果没有它我才是不知道为着什么而活（图 7-7-14）。

　　我找到了自己最舒服、最适合的节奏，既不是在水泥墙那边焦虑迷茫的感觉，也不是在聚光灯下燃烧消耗的疲惫，应该是那种平衡自在，又有力量的存在。我也明白了内心的真正所想，不会再强迫他、压抑他，而要让他用自己舒服的方式带着我往前走，在以后的创作中我也会倾听他的声音，把他的想法表现出来的。

　　通过对自己感受的分析和与内心的自己不断地对话，我逐渐找到了自己舒服的位置、舒服的生活方式与节奏，不再焦虑迷茫，渐渐清晰了自己的想法。内心的力量是强大的，如果不好好听从它的

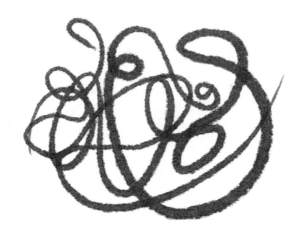

图 7-7-14 舒服和适合的节奏

旨意，便会陷入他人的思想控制中迷失自己，这种了解自己的感觉让我重新找回了自信，也更加地爱自己了。

4. 轻盈自在的关系关于作品创作的过程，小 Y 用图 7-7-15 表示。创作者是一个十分有力的壮汉，背上背着一个宝藏袋，创作的过程就是从宝藏袋里往外拿珍宝。但是当小 Y 看到画出来的图 7-7-15 时，小 Y 有了新的觉察。她觉得在这种关系下，创作者（壮汉）一直背着一个大口袋，虽然壮汉很强大，但是似乎他需要耗费很多的力气来背着这个大袋子，壮汉从口袋里挑出来珍宝一样的作品，但是口袋里面的东西总是会掏空，这不是一个能长久持续的过程。在这种觉察下，小 Y 调整了对这种关系的感知，她认为是如图 7-7-16 的关系，创作就是创作者从源源不断顺流而下的创作之流中偶遇、摘选、清洗和呈现作品的过程，创作之流会有自我和周围环境的持续补给，作品在创作之流中潜存着，不同时空可能经由创作者产生不同形态的作品。

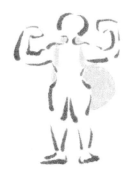 

图 7-7-15 掘出珍宝

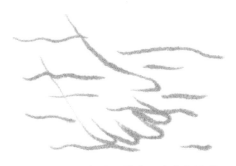

图 7-7-16 偶遇、摘选、清洗和呈现

对创作者和作品的关系,小 Y 则从图 7-7-17 获得觉察体验。最初小 Y 认为创作者和作品的关系是,作品就像一棵树,创作者望着它,等待着它枝繁叶茂。小 Y 觉察到在这样的关系中创作者只是一个旁观者,只有期许没有给予,小树苗没有滋养很难长大。小 Y 重新用图 7-7-18 来呈现新的思考,她认为作品是创作者身上的藤蔓,创作者能为其提供营养,藤蔓依附于创作者而存在。小 Y 看到图 7-7-18 右边的图时,笑言道:"这也不对,这个小人被藤蔓缠绕着,一点自由都没有,会不会越缠越紧,最后都不能呼吸了。这个关系也不对。"

197

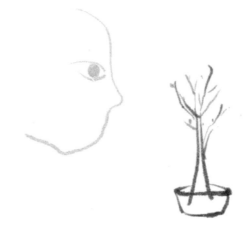

图 7-7-17　凝视和等待

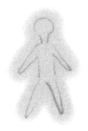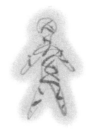

图 7-7-18　依附的藤蔓

　　之后，小 Y 又画了图 7-7-19，小 Y 认为，作品和作者的关系并不只有一种，有可能是创作者发现的最美小花，也可能是从创作之流中淘出的珍宝，还可能是更多的形态和样式，但是创作者和作品之间互相关联也彼此独立，一件作品并不能完全代表创作者，作品也可能独立于创作者而存在。

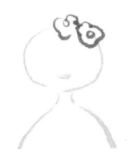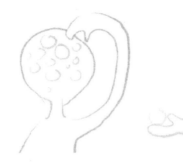

图 7-7-19 多种可能

下面是小 Y 的积极疗愈书写。

　　这次我转变了之前比较完美主义和有些强迫症的思想，对待自己的创作，不再要求它能代表我，能为我利用，而是给它自由生长的空间，让它因我而生，却能独立在我之外。这样我内心也变得轻松不少，只当它代表我这个阶段的一些产出，而不能代表我整个人，可能只是我一段时期的风格，却不能代表我一贯不变的风格，我是变化的是无穷的，也有源源不断的灵感会产生的，只要让它们自然地流露就好。带着这种新的感受投入创作中，我觉得轻盈和自在，想法的产生也变得自然，坐在电脑前身体不再僵硬，呈现和讨论创作思路时不再感觉到紧张和局促，在创作中似乎也有了运动时的舒展和自如。(图 7-7-20)

　　我想我无论是生活还是创作，都能放下一些无谓的要求与执念，只是让自己舒服地表达与流露，非常感谢老师这几次耐心的引导与交流，给了我很大的帮助，也许今后的成长路上会有很多困惑，但我也有了自己的思考和解决方式，未来可期，生活处处都是美好。

　　在此之前，我经历了一段人生低谷的时期，那时自己内心一直

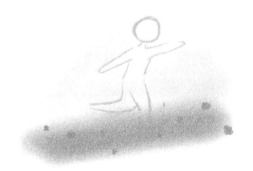

图7-7-20 舒展的自如的创作状态

处在消极的状态中，做什么都提不起劲，都是强迫着自己去完成必须要完成的事情，感觉不到一点快乐。我有时也在网上看一些鸡汤文，但对我都没什么实际的帮助，一直没法找到曾经开心的自己。

偶然间的机遇碰到艺术心理疗愈工作坊，之前还半信半疑地觉得会不会给我讲很多大道理，但疗愈的过程让我渐渐放下心防融入了进去，开始正视自己的阴暗面。仍然记得第一次些许不安和迷茫的状态，那时对自己还有着一些不满一些纠结的思绪，内心充满矛盾焦虑，甚至全身刺痛，压力也压得我喘不过气来，把自己的这些感受、想法在画上一点点地表现出来，对自己这么诚实的剖析还是第一次，也是一次新奇的体验。

这种画图的形式非常好，不需要知道是什么带来的这些感受，只需要把感受画出来正视它，再解开它。这些心结的解开，让我的心理负担越来越轻，那些压力都慢慢地消失了，我感觉面对了全新的自己，可以重新积极地投入生活中。

八、意识与茧

发生的一切像是一股强大的意识流渗透到物质中，和任何意识一样，它具有交织在一起的巨大潜在力量。

生命或者朝着直觉的方向，或者朝着智慧的方向。初看起来，直觉胜于智慧，因为生命和意识在直觉中内在于自己。但是直觉不能走得很远。直觉被束缚在茧之中，不得不把直觉缩成本能……意识只掌握与之有关的生命的极小部分，而且只能暗中掌握它，能触及它，但看不见它。视野很快被封闭。意识在智慧中被确定，首先集中在物质上，似乎自我外化。然而，正是因为意识适应外部事物，才能在外部事物中流动，绕过外部事物给它设置的障碍，无限地拓展自己的领域。

意识一旦被解放，就能转向内部，唤醒还在沉睡的潜在力量。意识本身总是朝向外部的，他的着眼点在于外部，以扫清障碍，建立无限智慧框架。没有意识转向内部，本能就始终被困在茧中。但是本能并不是在茧中沉睡，它的力量促使它不断撞击，希望找到出口。因此，从外面听上去，本能在茧里捣乱，为了控制它，必须在茧外面套上更多套子，以防止它跑出来，于是本能就用更大的力气来破坏，来寻找出路。

意识则是本能之茧的融茧液，当意识照向内部时，就能为本能释放出融茧液，意识照亮的部分，茧子就被融化，本能得以从其中破茧成蝶。本能破茧而出变为直觉，内在的能量和生命活力才得以展现。

所以，我们在对创造性进行工作时，重要的是将外倾的意识转向内在自我和本能，这个转化的过程需要一些时间和耐性。意识习惯了向外发现障碍，也极有可能带着扫除障碍来向内审视，它可能看到的是本能在茧子内叫喊，有可能将其武断地判定为无用之物，"一种运动习惯可以抑制其他的运动习惯，抑制自动性，使意识获得解放"，这种解放从自动性的反应中解放出来，"处在和淹没在行为完成之中的意识能恢复原状和获得解放"。

创造疗愈案例之八：从杂乱到秩序。

小W困惑于如何在创作中保持真诚。她自述道："每次都怀着一颗热忱的心去创作，想要发出自己的声音，但是由于各种原因而不能做出真正倾诉自我的作品。困难在于如何保持真诚地创作，真诚地对待自己、对待观者。"（图7-8-1）画面中心的心形图案被各种杂乱的色彩覆盖，几乎都看不出原来的颜色，画面上亮蓝色和黄色代表明显的外界声音，其他的色彩不突出但隐含其中，或强或弱地发出干扰的声音。

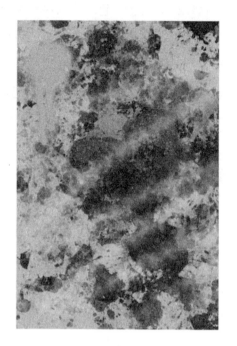

图 7-8-1

小W看到图7-8-1后，认为画面太乱，表达混乱。小W重新整理了创作受限的意象如图7-8-2，一个红色内核代表纯粹的创作核心。但是，它的表达过程中，会被一圈一圈外来的影响所束缚，蓝色、黄色、黑色，最后把红色的内核牢牢地锁在里面，出不来。

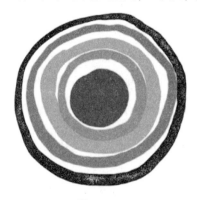

图 7-8-2

　　接下来在内在指向的积极联想中，疗愈师请小 W "进入一个让你有自由创作感受的场景或意象中"。小 W 最先出现的意象是听觉的，远处传来钢琴声，追随着钢琴声，她来到了一个艺术馆。在艺术馆的一角，有人在自由自在地演奏着钢琴曲。这个艺术馆是乌镇的木心美术馆，此时正值阳春三月，窗外是一排江南翠竹，一轮温柔的太阳斜挂在大厅上方，游人三三两两，有的安静地看着展览，有的坐在台阶上静听着钢琴演奏，演奏者全然不觉周围人的存在，也没有琴谱，只是一曲接一曲地轻柔地弹奏着。（图 7-8-3）在这个意象里，小 W 关于纯粹创造的意象变为太阳出现，在呈现这个画面的时候，她并没有意识到，当她看着画面开始表述时，突然发现了这个太阳。在这里，我们看到了内在意象的连贯性，在积极联想中将核心意象带出原本禁锢的环境，从象征层面获得更多的可能性表达。

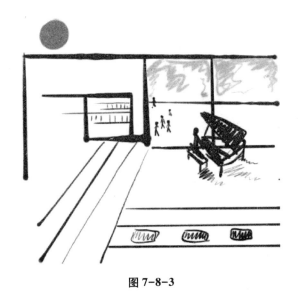

图 7-8-3

　　小 W 觉察到这个意象里的演奏者，"美术馆里来来往往的游人，墙上的展品、窗外的景致，这些都在演奏者周围，但是她的弹奏丝毫没有受到影响，仿佛这些都不存在。本质上，如果她听不到、看不见，这些周围的打扰就是不存在的。没有创作是在真空中进行的，她的演奏离开了这些背景，可能失去了这个环境中的韵味"。

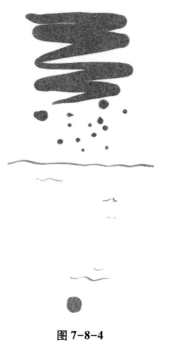

图 7-8-4

小 W 回到自己的创作过程中，她将刚才的觉察用画面图 7-8-4 来表达。当创作者把周围的影响看作是阻碍时，就如同图 7-8-4 海面上的乌云，黑压压地笼罩在海面之上，创作的核心和真诚就被死死压在海面之下。太阳的光辉和温暖被完全遮盖，它以为是乌云造成了这一切，实际上根本不是这样的，只要太阳从海面下升起来，乌云自然就会被驱散，甚至因为太阳的到来，乌云化雨之后也许还会有彩虹和缤纷的晚霞。"太阳怎么能在海面之下躲着呢？乌云的遮盖只能是一时的，它是在乌云之上的，它应该从海面出来。"

接下来，小 W 聚焦到如何让太阳从海底升起来。看上去从海面上升的路有很多，但是如果不聚焦，就不能找到路，还会在左右摇摆中遇到更大的阻力，就像创作要回到主线问题，不是被跳跃的思维牵着鼻子走，思维像是头野牛横冲直撞。小 W 说，创作过程中跳跃的思维常常伪装成灵感迷惑着自己，让自己找不到路。但是怎么才能确定是这条路而不是别的路，如果只是这样一条路，似乎可以是适用于很多的，决定这条路的专属性，关键还在下面太阳的位置，这也是自我的位置。小

W 说，自我的位置是如此的重要，好像"在自然的影响下，自我是如此的渺小。但是我知道，自然的威力再强大，它都是从自我这个点延伸出来的"。（如图 7-8-5）

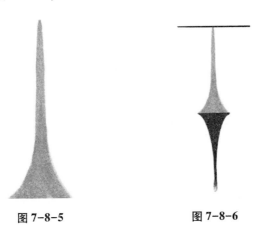

图 7-8-5　　　　　　　　　　　图 7-8-6

参考文献

中文文献

［1］［美］阿瑞提. 创造的秘密［M］. 钱岗南，译. 沈阳：辽宁人民出版社，1987.

［2］［美］黛安娜·帕帕拉，萨莉·奥尔茨，露丝·费尔德曼. 发展心理学：从生命早期到青春期［M］. 李西营，等，译. 北京：人民邮电出版社，2013.

［3］［德］海德格尔. 荷尔德林诗的阐释［M］. 孙周兴，译. 北京：商务印书馆，2000.

［4］［美］霍尔. 青春期：青少年的教育、养成和健康［M］. 凌春秀，译. 北京：人民邮电出版社，2015.

［5］［美］加登纳. 艺术与人的发展［M］. 兰金仁，译. 北京：光明日报出版社，1988.

［6］［美］杰瑞·伯格. 人格心理学［M］. 陈会昌，译. 北京：中国轻工业出版社，2018.

［7］李泽厚. 美学四讲［M］. 武汉：长江文艺出版社，2019.

［8］［美］吕坤维．中国人的情感：文化心理学阐释［M］．谢中垚，译．北京：北京师范大学出版社，2019.

［9］［美］马斯洛．需要与成长［M］．张晓玲，刘勇军，译．重庆：重庆出版社，2018.

［10］［美］契克森米哈赖．心流［M］．张定琦，译．北京：中信出版集团，1990.

［11］［美］RUBIN J A．艺术治疗取向大全：理论与技术［M］．陆雅青，等，译．台北：心理出版社，2018.

［12］［德］叔本华．作为意志与表象的世界［M］．石冲白，译．北京：商务印书馆，1995.

［13］［美］斯坦伯格．青少年心理学［M］．梁君英，董策，王宇，译．北京：机械工业出版社，2019.

［14］孙非．艺术创造的心理条件［M］//中华美学学会．美学第四卷．上海：上海文艺出版社，1982.

［15］滕守尧．审美心理描述［M］．成都：四川人民出版社，1998.

［16］［苏联］维果茨基．维果茨基全集：第5卷［M］．合肥：安徽教育出版社，2016.

［17］［德］席勒．美育书简：第24封信［M］．徐恒醇，译．北京：中国文联出版公司，1984.

［18］周宪．走向创造的境界［M］．南京：南京大学出版社，2009.

［19］邓洵，陈宁，王单单，等．自伤行为的神经生理机制及共病障碍比较［J］．心理科学进展，2022，30（7）.

［20］丁峻，崔宁．审美认知的思想辩证法——兼论审美的"第二

客体"[J]. 自然辩证法通讯, 2019, 41 (2).

[21] 杜卫. 美育三义 [J]. 文艺研究, 2016, 11.

[22] 蒿操, 白学军. 训练方法对不同创造力水平儿童创造力发展的影响 [J]. 心理与行为研究. 2007 (1): 13-17.

[23] 何先友, 陈雅珏, 杨丹妮, 何德娴. 流畅性对审美鉴赏的影响——从加工流畅性模型到审美愉悦与兴趣模型 [J]. 华南师范大学学报 (社会科学版), 2019 (3).

[24] 林郁泓, 叶超群, 刘春雷. 创造性思维的认知神经机制: 基于 EEG 和 fMRI 研究证据 [J]. 心理研究, 2021, 14 (2).

[25] 邱江, 张庆林. 创新思维中原型激活促发顿悟的认知神经机制 [J]. 心理科学进展, 2011, 19 (3).

[26] 叶浩生. 认知与身体: 理论心理学的视角 [J]. 心理学报, 2013, 45 (4).

[27] 詹慧佳, 刘昌, 沈汪兵. 创造性思维四阶段的神经基础 [J]. 心理科学进展, 2015, 23 (2).

英文文献

[1] AZIZ-ZADEH L, LIEW S L, DANDEKAR F. Exploring the Neural Correlates of Visual Creativity [J]. *Social Cognitive and Affective Neuroscience*, 2013, 8 (4).

[2] BARRETT K C, BARRETT F S, JIRADEJVONG P, et al.. Classical Creativity: A Functional Magnetic Resonance Imaging (fMRI) Investigation of Pianist and Improviser Gabriela Montero [J]. *Neuroimage*, 2020, 209.

[3] BEATY R E, BENEDEK M, SILVIA P J, et al.. Creative Cogni-

tion and Brain Network Dynamics [J]. *Trends in Cognitive Sciences*, 2016, 20 (2).

[4] BEATY R E, KENETT Y N, CHRISTENSEN A P, et al.. Robust Prediction of Individual Creative Ability from Brain Functional Connectivity [J]. *Proceeding of the National Academy of Sciences of the Unite States of America*, 2018, 115 (5).

[5] BENEDEK M, CHRISTENSEN A P, FINK A, et al.. Creativity Assessment in Neuroscience Research [J]. *Psychology of Aesthetics, Creativity, and the Arts*, 2019, 13 (2).

[6] BHATTACHARYA J, PETSCHE H. Drawing on Mind's Canvas: Differences in Cortical Integration Patterns Between Artists and Non-Artists [J]. *Human Brain Mapping*, 2005, 26 (1).

[7] BOCCIA M, BARBETTI S, PICCARDI L, et al.. Where Does Brain Neural Activation in Aesthetic Responses to Visual Art Occur? Meta-Analytic Evidence from Neuroimaging Studies [J]. *Neuroscience & Biobehavior Review*, 2016, 60.

[8] BROWN S, GAO X, TISDELLE L, et al.. Naturalizing Aesthetics: Brain Areas for Aesthetic Appraisal Across Sensory Modalities [J]. *Neuroimage*, 2011, 58.

[9] CHATTERJEE A, VARTANIAN O. Neuroscience of Aesthetics [J]. *Annals of the New York Academy of Sciences*, 2016, 1369 (1).

[10] CHEN Q L, BEATY R E, QIU J. Mapping the Artistic Brain: Common and Distinct Neural Activations Associated with Musical, Drawing, and Literary Creativity [J]. *Human Brain Mapping*, 2020, 41 (12).

[11] CROSS E S, HAMILTON A F, GRAFTON S T. Building a Motor

Simulation De Novo: Observation of Dance by Dancers [J]. *NeuroImage*, 2006, 31 (3).

[12] DEMANZANO Ö, ULLéN F. Goal-Independent Mechanisms for free Response Generation: Creative and Pseudo-Random Performance Share Neural Substrates [J]. *NeuroImage*, 2012, 59 (1).

[13] DIJKSTERHUIS A, NORDGREN L F. A theory of Unconscious Thought [J]. *Perspectives on Psychological Science*, 2006, 1 (2).

[14] ERHARD K, KESSLER F, NEUMANN N, et al.. Professional Training in Creative Writing is Associated with Enhanced Fronto-Striatal Activity in a Literary Text Continuation Task [J]. *NeuroImage*, 2014, 100.

[15] FEIST G J. A Meta-Analysis of Personality in Scientific and Artistic Creativity [J]. *Personality and Social Psychology Review*, 1998, 2 (4).

[16] GRAF L K M, LANDWEHR J R. A Dual-Process Perspective on Fluency-Based Aesthetics: the Pleasure-Interest Model of Aesthetic Liking [J]. *Personality and Social Psychology Review*, 2015, 19 (4).

[17] KÜHN S, SCHMIEDEK F, NOACK H, et al.. The Dynamics of Change in Striatal Activity Following Updatingtraining [J]. *Human Brain Mapping*, 2013, 34 (7).

[18] KOELSCH S, VUUST P, FRISTON K. Predictive Processes and the Peculiar Case of Music [J]. *Trends in Cognitive Sciences*, 2019, 23 (1).

[19] LIU S Y, ERKKINEN M G, HEALEY M L, et al.. Brain Activity and Connectivity During Poetry Composition: Toward a Multidimensional Model of the Creative Process [J]. *Human Brain Mapping*, 2015, 36 (9).

[20] MAYSELESS N, ERAN A, SHAMAY-TSOORY S G. Generating

Original Ideas: the Neural Underpinning of Originality [J]. *NeuroImage*, 2015, 116.

[21] PAT W B. Eloquent Absence: Aesthetic Education in the United States [J]. *Journal of Education & Human Development*, 2017, 6 (2).

[22] PINHO A L, ULLÉN F, CASTELO-BRANCO M, et al.. Addressing a Paradox: Dual Strategies for Creative Performance in Introspective and Extrospective Networks [J]. *Cerebral Cortex*, 2016, 26 (7).

[23] PLUCKER J A. The (relatively) Generalist View of Creativity [M] //in KAUFMAN J C, BAER J. *Creativity across Domains: Faces of the Muse*. Lawrence Erlbaum Associates Inc, Mahwah, N. J., 2005.

[24] SPEITEL C, TRAUT-MATTAUSCH E, JONAS E. Functions of the Right Dlpfc and Right Tpj in Proposers and Responders in the Ultimatum Game [J]. *Social Cognitive and Affective Neuroscience*, 2019, 14 (3).

[25] SPRENG R N, GERLACH K D, TURNER G R, et al.. Autobiographical Planning and the Brain: Activation and Its Modulation by Qualitative Features [J]. *Journal of Cognitive Neuroscience*, 2015, 27 (11).

[26] STANCIU M M. Embodied Creativity: A Critical Analysis Of An Underdeveloped Subject [J]. *Procedia - Social and Behavioral Sciences*, 2015, 187.

[27] STERNBERG R J. Creativity or Creativities? [J]. *International Journal of Human-Computer Studies*, 2005, 63 (4-5).

[28] STILES W B. Assimilation and the Process of Outcome: Introduction to a Special Section [J]. *Psychotherapy Research*, 2006, 16.

[29] TANAKA S C, DOYA K, OKADA G, et al.. Prediction of Immediate and Future Rewards Differentially Recruitscortico - Basal Ganglia

Loops ［J］. *Nature Neuroscience*, 2016, 7（8）.

　［30］ WALD C. Neuroscience: the Aesthetic Brain ［J］. *Nature*, 2015, 526, S2-S3

　［31］ WALLAS G. *The Art of Thought* ［M］. Harcourt, Brace & World Inc, 1926.

　［32］ ZAIDEL D W. Split‐Brain, the Right Hemisphere, and Art: Fact and Fiction ［J］. *Progress in Brain Research*, 2013, 204.

　［33］ ZEKI S. Artistic Creativity and the Brain ［J］. *Science*, 2001, 293（5527）.